DES

INJECTIONS MÉDICAMENTEUSES

DANS LES CAVITÉS CLOSES.

IMPRIMÉ CHEZ PAUL RENOUARD,
rue Garancière, n. 5.

DES
INJECTIONS MÉDICAMENTEUSES
DANS
LES CAVITÉS CLOSES,

PAR A. A. VELPEAU,

Membre de l'Institut, professeur de clinique chirurgicale à la Faculté
de médecine de Paris.

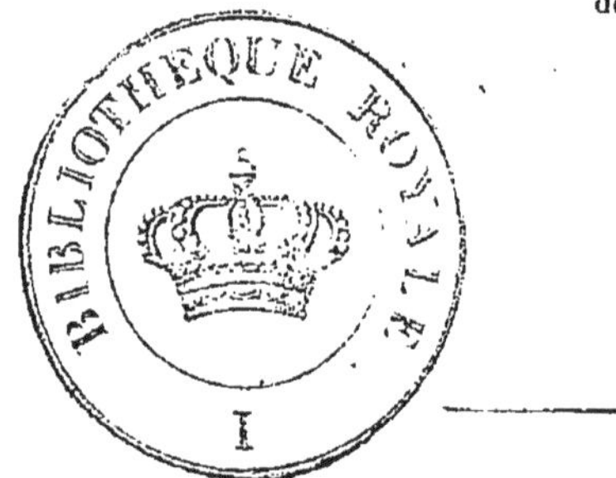

EXTRAIT DES ANNALES DE CHIRURGIE, t. XV. — 1845.

PARIS,
CHEZ J.-B. BAILLIÈRE,
LIBRAIRE DE L'ACADÉMIE ROYALE DE MÉDECINE,
RUE DE L'ÉCOLE DE MÉDECINE, N. 17.

A Londres, chez H. Baillière, 219 Regent-Street.

1846.

ANNALES

DE

LA CHIRURGIE

FRANÇAISE ET ÉTRANGÈRE.

───────◆───────

DES INJECTIONS MÉDICAMENTEUSES DANS LES CAVITÉS CLOSES,

Par M. VELPEAU.

Un chirurgien distingué de la marine, M. Jules Roux, ayant eu l'occasion de traiter par l'injection iodée une hydarthrose scapulo-humérale, est parti de ce fait pour composer un travail qu'il est venu lire à l'Académe royale de médecine. Chargé de faire un rapport sur le mémoire de M. Roux, j'ai cru devoir saisir l'occasion qui se présentait à moi pour exposer le résumé de mes expériences relatives à la question des injections irritantes en général, des injections iodées en particulier. De là une discussion prolongée que les lecteurs de ce journal ne seront peut-être pas fâchés de retrouver ici débarrassée de quelques superfluités, et fortifiée de quelques corollaires nouveaux. Occupé de cette question, depuis une douzaine d'années, je n'ai cependant publié jusqu'ici que des fragmens très incomplets des résultats que j'ai obtenus, des recherches aüxquelles je me suis livré. Il était dès-lors tout simple qu'annoncés sous forme de propositions, les faits nombreux que j'ai pu invoquer d'abord, soulevassent au sein de l'Académie qui n'en avait jamais été saisie, soit quelque surprise, soit de l'opposition, ou au moins une discussion assez vive. Maintenant que nos débats ont, par leur retentissement, généralisé la connaissance des faits, il me paraît utile de reproduire le tout à tête reposée, dans le calme de la pure observation.

En première ligne, je rappellerai mon rapport tel qu'il a été lu à l'Académie. Ayant servi de point de départ, de base à toute la discussion, il doit être consulté avant tout par ceux qui voudront suivre les raisonnemens invoqués de part et d'autre, soit en faveur, soit au détriment de la médication en litige. Comme il s'agit d'une question purement chirurgicale, je laisserai de côté les discours de quelques orateurs, de M. Rochoux, par exemple, attendu que cet honorable savant n'a rien dit en réalité qui se rattachât à l'opération dont nous discutions la valeur. Quant aux attaques ou aux argumens de MM. Roux, Blandin et Gerdy, je les donnerai en entier, tout aussi bien que mes réponses, tout aussi bien que les discours de MM. Jobert, Laugier, Bérard, Caventou et Guibourt. Il me paraît également utile d'y ajouter les remarques de M. Boulay, ainsi que les observations tirées de la pratique de M. Leblanc, et qui se rattachent à des expériences faites sur des chevaux, malades ou non. Je terminerai, enfin, par une revue de quelques-uns des faits qui ont été le plus vivement controversés, et je rectifierai, au moyen de quelques notes au bas des pages, certaines assertions échappées dans le cours de la discussion.

CHAPITRE I.

De l'hydarthrose scapulo-humérale et de son traitement par les injections iodées, par M. J. Roux, professeur à l'école de médecine de la marine de Toulon.—Rapport de M. VELPEAU.

Le travail de M. J. Roux a été renvoyé à une commission

composée de MM. Espiaud, Baffos et moi. C'est un mémoire qui se compose de deux parties assez distinctes, relatives, l'une à l'anatomie pathologique de l'hydarthrose en général, de l'hydarthrose scapulo-humérale en particulier ; l'autre, au traitement des épanchemens synoviaux, soit par les méthodes généralement connues, soit par le moyen des injections iodées.

Dans la première partie de son travail, M. Roux examine, décrit avec soin l'influence de l'hydarthrose scapulo-humérale sur la forme des muscles et des cavités synoviales de l'épaule. Il montre que la contractilité des faisceaux charnus, s'opposant jusqu'à un certain point à leur distension, force le liquide à réagir sur les prolongemens de la capsule articulaire. Il montre aussi que, cédant à la longue, ces mêmes muscles s'aplatissent, s'allongent, deviennent plus minces et plus larges; si bien qu'après l'issue du liquide sous-jacent, ils restent flasques et sans action, au point de troubler profondément les fonctions du membre. Il résulte de là que l'hydarthrose scapulo-humérale peut se prolonger au-dessous du deltoïde, et jusqu'au milieu du bras, ainsi que dans la fosse sus-épineuse et la fosse sous-scapulaire, en suivant la face séreuse ou synoviale ou les tendons des muscles du même nom. Cela fait qu'au lieu de former une tumeur régulièrement arrondie ou sphéroïde, comme on pourrait s'y attendre à première vue, l'hydarthrose scapulo-humérale est souvent bosselée et inégale. Il s'ensuit également que la fluctuation alors doit être aussi bien cherchée en avant et au-dessous du deltoïde, au-dessus et au-dessous de l'épine de l'omoplate que dans le creux de l'aisselle et à travers la masse principale du deltoïde. On voit enfin par là qu'une tumeur fluctuante, aper-

1.

que au-dessus de l'acromion, soit en dedans, soit en dehors, de même qu'à la partie interne et supérieure du bras, peut très bien appartenir à une collection de la jointure, au lieu de former autant de tumeurs ou de kystes différens comme on serait d'abord porté à le croire.

Ces remarques, qui s'appliquent d'ailleurs à toutes les articulations enveloppées de muscles, aux articulations énarthrodiales en particulier, et que des notions exactes d'anatomie chirurgicale permettront facilement de généraliser, sont tout-à-fait neuves dans la science. Il faut ajouter, au surplus, que l'hydarthrose scapulo-humérale avait été fort négligée jusqu'ici par les chirurgiens, soit à cause de sa rareté, soit parce qu'on avait supposé qu'il serait facile de transporter à l'articulation de l'épaule les détails de la description de l'hydarthrose en général. Sur ce premier chef, il est donc incontestable que le mémoire de M. Roux tend à combler une véritable lacune.

Eu égard au traitement des épanchemens articulaires, M. Roux passe en revue les différens moyens médicamenteux ou opératoires employés avant lui contre cette maladie; puis il s'arrête à l'emploi des objections iodées, dont il essaie de faire ressortir l'importance en pareil cas. Comme l'observation qui lui sert d'appui à ce sujet est également propre à mettre en relief l'exactitude des remarques anatomico-pathologiques de l'auteur, nous allons en [rappeler ici les principales circonstances.

§ 1er. *Observation.*

Le sujet de cette observation est un cultivateur âgé de quarante-sept ans, bien constitué, qui n'avait jamais été sérieusement malade. Atteint d'une fièvre intermittente quotidienne au mois de juin 1843, cet homme éprouva, en septembre de la même année, une douleur et du gonflement au poignet gauche. Guéri de cette indisposition au bout de douze jours, il ressentit bientôt après quelque chose d'analogue dans la hanche droite, sans que cependant cela l'empêchât de continuer une partie de ses travaux.

Un mois plus tard, il éprouva, en soulevant une grosse pierre, une douleur vive dans l'épaule, douleur qui dura jusqu'en août 1844, époque à laquelle le malade fut obligé d'interrompre ses travaux. Alors, le bras, plus long d'un centimètre que celui du côté sain et pendant sur le côté du tronc, est un peu incliné en dehors; l'épaule, sensiblement abaissée, est le siége d'une tuméfaction qui en efface tous les reliefs; la tête de l'humérus ne peut y être sentie; la fluctuation est manifeste partout, et on la constate de la région scapulaire postérieure à la région axillaire, de la région scapulaire externe ou des régions que je viens de citer et du creux de l'aisselle, jusqu'au bord du grand pectoral. L'hydarthrose s'étendait donc aux prolongemens synoviaux de la longue portion du biceps brachial, des muscles épineux et du sous-scapulaire.

M. Roux enfonça un trois-quarts plat à robinet dans la collection à travers la partie moyenne de la fosse sous-épineuse, et retira par là environ 500 grammes de synovie visqueuse, filante, d'un jaune foncé. La tumeur resta affaissée dans toute son étendue; la fluctuation y fut remplacée par un empâtement et une flaccidité particulière des muscles. Ceux-ci, incapables de se contracter régulièrement, ne pouvaient plus imprimer au bras que de faibles déplacemens.

Cette première ponction resta sans résultat heureux. La petite plaie se cicatrisa par première intention; mais, malgré une compression permanente exercée sur l'épaule, l'hydarthrose reparut, et la tumeur reprit bientôt son volume primitif.

La ponction fut donc renouvelée. Cette fois, on la pratiqua en dedans et en avant, près de l'acromion et de la rainure deltoïde-pectorale. 400 grammes d'un liquide filant furent ainsi retirés de la jointure, et M. Roux injecta par le même instrument dans le kyste 400 grammes d'eau iodée. Une partie de ce liquide, retiré trois fois dans la seringue et repoussé trois fois dans l'articulation, fut définitivement laissée à dessein dans la cavité de l'hydarthrose (1).

La nuit suivante, il y eut de la douleur, de l'insomnie, de l'agitation, de la fièvre. L'épaule fut enveloppée de vastes cataplasmes de farine de lin. Cet état, qui s'amoindrit au bout de trente-six heures, reparut en partie, après quelques jours, dans la fosse sous-épineuse, dans le creux axillaire et dans la coulisse bicipitale ; si bien que les caractères de l'inflammation phlegmoneuse parurent s'établir sur ces trois points sans que le moignon de l'épaule semblât y prendre la moindre part. L'auteur crut alors devoir pratiquer une incision sur chacune des trois bosselures indiquées. De la sérosité mêlée d'un peu de sang, de pus et de flocons, sortit par là ; les plaies donnèrent issue à un peu de sérosité et de pus pendant plusieurs jours, restèrent comme fistuleuses ensuite, et ne se cicatrisèrent réellement qu'au bout d'un mois.

Six jours après, l'inflammation se renouvela, et il fallut inciser de nouveau chacune des bosselures fluctuantes sur la cicatrice des premières plaies. L'articulation scapulo-humé-

(1) Peut-être la quantité d'eau iodée et ces manœuvres n'ont-elles pas été étrangères aux quelques accidens dont il va être question.

rale paraissant alors, comme la première fois, étrangère à cette vive inflammation, M. Roux tint une mèche de charpie dans chacune des plaies qu'il venait de faire, afin d'en pré= venir la fermeture prématurée. Au mois de décembre, toute trace d'inflammation et de suppuration profonde étant dis= sipée, on permit aux plaies de se fermer ; un vésicatoire fut appliqué pour une vingtaine de jours sur le devant du deltoïde, et la guérison ne tarda pas à être complète.

§ 2. *Remarques du rapporteur.*

Pour faire apprécier la portée d'un pareil fait, nous avons besoin d'entrer dans quelques détails sur la thérapeutique, ainsi que sur la nature même de l'hydarthrose en général.

Le mot *hydarthrose* est un mot vague ou collectif qui, tout en ne se rapportant qu'à un symptôme, n'en sert pas moins souvent à désigner des maladies de gravité fort différente. Dans ce qui va suivre, nous n'entendrons parler que de *l'hydar- throse chronique, ancienne, dépourvue de lésion organique dans les parties constituantes de l'articulation malade.* Nous mettons ainsi de côté l'hydarthrose inflammatoire aiguë, l'hydarthrose qui complique parfois le fongus articulaire ; et les altérations quelles qu'elles soient des os ou des cartilages. Il est clair, en effet, que la thérapeutique ici doit être toute différente de celle dont nous allons entretenir l'Académie.

L'hydarthrose ancienne, indolente, et, comme on le dit, *essentielle*, est une sorte d'hydropisie si rebelle aux res- sources de la thérapeutique, que les médications les plus variées, soit internes, soit externes, lui ont été et lui sont encore journellement opposées par les divers praticiens. Dans l'examen de ces médications diverses, nous ne dirons rien des topiques sans nombre, solutions, pommades, emplâtres,

sachets, etc., que la pratique oppose aux hydropisies articulaires, attendu que l'expérience ne nous a rien appris là-
dessus qui ne soit connu de tout le monde (1), mais quelques
médications que les faits et le temps n'ont pas encore permis
de faire entrer dans la pratique commune nous ont semblé
dignes d'être discutées en ce moment, et nous demandons à
l'Académie la permission de l'en entretenir un instant.

A. *Traitement général.*

Ayant constaté l'insuffisance des autres remèdes vantés
jusque-là, quelques chirurgiens ont pensé qu'en ébranlant
avec vigueur les voies digestives, toute l'économie même, on
parviendrait à tarir l'hydarthrose. Deux médicamens, l'é-
métique et le calomel, ont fixé l'attention sous ce rapport.

I. *Emétique.*

Partant de ce fait, admis par quelques médecins, que le
tartre stibié à hautes doses favorise la résorption des épanchemens pleurétiques ou péritonéaux, des infiltrations séreuses en général, notre honorable confrère, M. Gimelle, a
pensé qu'il en devait être de même pour les épanchemens
articulaires. Les faits recueillis et publiés par ce chirurgien
sont à coup sûr très encourageans : aussi ai-je cru devoir me
livrer aux mêmes expériences sur un certain nombre de
malades. Mes essais toutefois sont loin d'être aussi concluans que ceux de notre collègue ; des hydarthroses simples,
d'ailleurs, et même de date assez récente, ont résisté à 2, 4,
6 décigrammes de tartre stibié donné en vingt-quatre
heures, et plusieurs jours de suite. Dans d'autres cas, l'é-
panchement, qui avait diminué notablement pendant l'u-

(1) Ou que nous n'ayons fait connaître ailleurs.

sage de l'émétique, s'est reproduit presque aussitôt après la cessation de l'usage de ce médicament; d'où il suit que, selon toute apparence, l'emploi du tartre stibié à hautes doses restera sans succès contre un assez grand nombre d'hydarthroses.

D'ailleurs, en admettant que les autres praticiens qui voudront s'en servir soient aussi heureux que M. Gimelle, on aura toujours peine à se défendre d'une certaine frayeur en face d'un semblable remède. S'il est vrai que les voies digestives le supportent souvent sans en être altérées matériellement, il l'est aussi que beaucoup d'individus ne le prennent point impunément; que des pustules, des ulcères, des inflammations graves, soit dans le pharynx, soit dans l'œsophage, soit dans l'intestin, en ont été plus d'une fois la suite. Or, quand on songe que de telles altérations, une fois établies, compromettent sérieusement la vie des malades, il est bien permis d'hésiter à mettre en pratique une pareille substance contre une lésion qui, par elle-même, n'est à-peu-près jamais mortelle.

Sans rejeter la médication contro-stimulante de M. Gimelle, en l'admettant même pour certains cas, nous croyons donc que la pratique a droit d'espérer quelque chose de mieux, de plus net.

II. *Calomel.*

La médication mercurielle, préconisée dès long-temps en Angleterre, et sous une forme spéciale, préconisée par M. O'Beirn surtout, vaut-elle réellement mieux que le traitement par le tartre stibié? Nous l'avons souvent essayée, et voici, en résumé, les effets que nous lui avons vu produire. Règle générale, elle ne provoque aucune amélioration notable, tant que le calomel n'amène ni diarrhée ni salivation. Nous avons vu plusieurs malades prendre de 3 à 8 décigrammes de calomel associé à quelques centigrammes d'extrait d'opium en quatre, cinq, six ou huit fois chaque jour, pendant six ou huit jours, sans que leur hydarthrose en fût sensiblement modifiée.

Quelques-uns de ceux qui éprouvèrent un effet purgatif du calomel parurent d'abord plus heureux. L'épanchement articulaire diminua chez eux d'un tiers, de la moitié, des deux tiers même dans l'espace d'une semaine. Mais la cessation du remède permit bientôt à l'hydarthrose de reprendre son volume primitif. Quand la salivation survint, il y eut une résorption rapide de l'hydropisie, et, comme cette salivation dura de huit à quinze jours, nous pûmes croire à une guérison radicale de la maladie principale. Malheureusement, il n'en fut point ainsi dans la plupart des cas, et la salivation n'était pas encore complétement éteinte, que l'hydarthrose commençait déjà à se reproduire chez plusieurs de nos malades. Il est cependant vrai que, sous l'influence du calomel à doses fractionnées, la cure a été quelquefois radicale, définitive.

L'action du calomel, en tant qu'il y a salivation ou diarrhée, retentit donc à-peu-près comme celle de l'émétique sur les épanchemens articulaires, et il semble, en définitive, que si l'hydarthrose cède pendant le vif ébranlement qu'impriment ces deux substances à toute l'économie, c'est pour revenir bien vite, aussitôt que le calme se rétablit dans les fonctions générales.

D'ailleurs le calomel ainsi donné trouble parfois si profondément le tube intestinal, altère souvent à un si haut degré la membrane muqueuse de l'intestin, qu'on est tenté de se demander si, en pareil cas, le remède n'est pas pire que le mal. Nous laissons de côté les inconvéniens de la salivation mercurielle, parce que, à la rigueur, ces inconvéniens peuvent être amoindris, débarrassés de toute gravité par un traitement bien entendu.

On le voit donc, l'hydarthrose n'a pas trouvé dans le calomel, plus que dans le tartre stibié, une médication assez constamment efficace pour dispenser les chirurgiens de toute recherche, de toute tentative ultérieure.

B. *Remèdes externes.*

Passons à l'examen des moyens locaux, et voyons si, de ce côté, la thérapeutique n'a pas fait quelques acquisitions plus heureuses. Il n'est personne qui ne saisisse aussitôt la difficulté de faire disparaître une hydarthrose ancienne et considérable par de simples topiques ; qui ne devine que, pour être efficace en pareil cas, les remèdes locaux doivent être énergiques.

I. *Vésicatoires à grandes dimensions (monstres).*

Il est un remède externe que votre rapporteur a souvent employé ; nous voulons parler du vésicatoire à vastes dimensions. Nous eûmes la pensée, il y a près de quinze ans, de soustraire à l'économie de grandes quantités de sérum, comme on lui enlève souvent depuis des siècles de certaines quantités de sang. Nous pensions, et nous pensons encore, qu'il serait presque aussi utile, si la chose était facile, d'avoir des *émissions séreuses* que des émissions sanguines à sa disposition en thérapeutique. Pour atteindre notre but, nous n'avons trouvé jusqu'ici que les vésicatoires, mais des vésicatoires larges, d'une dimension proportionnée à la quantité de liquide que nous désirons soustraire, ou bien à la surface malade qu'il convient de recouvrir. Il ne s'agit plus, à ce point de vue, des vésicatoires purement révulsifs ou dérivatifs placés sur les confins ou à quelque distance des régions malades, ni de ces petits vésicatoires qu'on pose, soit simultanément, soit successivement, sur différens points de la tumeur, mais bien de vésicatoires assez larges pour dépasser, par leur circonférence, les limites de la surface malade, et que l'on met en plein sur cette dernière, de manière à l'en emboîter, et l'en couvrir complétement.

Nous ne dirons point en ce moment, nous réservant de l'exposer plus tard dans un travail spécial, les résultats que nous a fournis cette grande médication, quand nous l'avons appliquée :

1° Aux inflammations aiguës, rhumatismales ou autres des articulations ;

2° Aux phlegmons circonscrits ;

3° Aux phlegmons diffus ;

4° A l'angioleucite, à la phlébite ;

5° Aux adénites, soit aiguës, soit chroniques du pli de l'aine, de l'aisselle, des différentes régions du cou ;

6° Aux inflammations subaiguës des régions iliaques , des ligamens larges, de la matrice, des ovaires, du péritoine, etc. ;

7° Aux commotions cérébrales, en couvrant d'un emplâtre épispastique toute l'étendue du crâne ;

8° Aux épanchemens phlegmasiques ou non dans les méninges, dans les plèvres, dans le péritoine, dans les toiles synoviales, dans les bourses muqueuses, dans les abcès chauds, froids, par congestion même mais nous rappellerons succinctement ce que nous en avons obtenu dans l'hydarthrose.

C'est, en effet, par les épanchemens articulaires que nous commençâmes nos expériences, qui, aujourd'hui, s'élèvent à plusieurs centaines, sur l'action des grands vésicatoires. Or, il est constant qu'un vésicatoire assez large pour *coiffer* toute l'articulation hydropique est un des plus puissans résolutifs connus jusqu'ici en semblable circonstance. S'il m'était permis de relater en ce moment des observations détaillées, je n'aurais que l'embarras du choix. Il ne se passe pas de semaine sans qu'il s'en présente quelques nouveaux exemples à l'hôpital.

Un des premiers faits que j'aie recueillis, un de ceux qui m'ont le plus frappé, concerne un jeune homme âgé de dix-huit ans, qui fut admis dans ma division, à l'hôpital de la Pitié, en 1832, pour y être traité d'une vaste hydarthrose qu'il portait au genou depuis trente mois. La capsule articulaire contenait certainement chez ce malade plus d'un demi-litre de liquide. Comme le genou était indolent, et semblait dépourvu de toute lésion organique, je ne pensai pas devoir recommencer toute la série des médications locales ou générales que le malade avait déjà inutilement traversées. La tumeur fut enveloppée d'un vésicatoire camphré, qui débordait de 2 centimètres au moins toute la circonférence du mal. Quand ce vésicatoire fut sec, on reconnut sans peine que l'hydarthrose avait diminué de moitié. On en posa un semblable au bout d'une semaine, puis un troisième huit jours plus tard; et, en moins d'un mois, l'articulation se trouva complétement libre. Le malade, que nous gardâmes encore quinze jours à l'hôpital, n'a éprouvé aucune récidive et est resté complétement guéri.

Si, le plus souvent, je m'en tiens aux vésicatoires volans ou dont on n'entretient pas la suppuration, j'ai cru remarquer aussi parfois que la suppuration prolongée artificiellement avait également quelques avantages. Des pommades iodurées, mercurielles, ou tout autre topique résolutif sont, en outre, *appliqués* sur la tumeur, dès que le vésicatoire est sec, jusqu'à ce qu'on juge convenable d'en poser un nouveau.

Dans d'autres cas, au lieu de topiques résolutifs, c'est une compression méthodique bien faite, tantôt avec les bandelettes de diachylon, tantôt avec une simple bande et les remplissages convenables, qui est mise en usage, d'une application de vésicatoire à l'autre (1).

Ce n'est pas toujours au moment de l'action vésicante, mais bien quand l'inflammation et le suintement cutanés ont cessé que le mieux se manifeste. Quelquefois aussi un premier vésicatoire paraît augmenter le mal, quand un second l'amortit évidemment, et réciproquement.

C'est à tort qu'on se laisserait effrayer par la largeur de l'emplâtre. Un large vésicatoire n'est pas, autant qu'on le croirait de prime abord, plus douloureux qu'un vésicatoire de moyenne ou de petite dimension. Son influence sur les voies urinaires et sur la circulation n'est pas non plus ce que l'on pourrait croire *à priori*. J'ai fait appliquer des vésicatoires de 30 à 50 centimètres de diamètre qui n'ont provoqué aucune fièvre, qui ont plus d'une fois même amené un ralentissement notable du pouls, et qui ne déterminaient pas d'épreintes vésicales notables. Je ne voudrais pas cependant

______

(1) J'y ajoute très souvent, et depuis long-temps, le bandage rendu inamovible par la dextrine.

donner à entendre que, sous cette forme, le vésicatoire est un remède doux et tout-à-fait inoffensif, mais bien seulement que l'intensité de son action sur le système nerveux, le système circulatoire et le système génito-urinaire n'est pas de *beaucoup* plus fort que par la méthode ancienne.

Au demeurant, je ne crains pas d'affirmer que le vésicatoire à *larges dimensions* est un des meilleurs moyens locaux qu'on puisse appliquer à l'hydarthrose; et, comme il ne s'oppose point à l'emploi des médications générales reconnues utiles, comme il convient également à l'hydarthrose récente et à l'hydarthrose ancienne, comme il n'est pas non plus sans utilité contre l'hydarthrose symptomatique, c'est un remède qui devra trouver souvent son application dans la thérapeutique des épanchemens, des maladies articulaires.

Ce n'est pas à dire, néanmoins, qu'avec les grands vésicatoires on guérira toutes les hydarthroses. Certaines articulations résistent d'ailleurs plus que d'autres à leur action, l'articulation de l'épaule, l'articulation de la hanche, par exemple. Ajoutons que certains malades en supportent difficilement l'emploi. Aussi conçoit-on que l'idée des moyens chirurgicaux proprement dits puisse se présenter encore à l'esprit des chirurgiens en présence de certaines hydropisies articulaires.

II. *Ponction.*

Dans son mémoire, M. le docteur J. Roux n'a point hésité à pénétrer dans l'articulation scapulo-humérale avec l'instrument tranchant. L'intensité, l'ancienneté du mal, ne lui permirent pas de temporiser davantage, d'essayer les médications que nous venons de passer en revue, et qu'il co nnaît du reste très bien.

Nous touchons là une grande question, une question délicate. La ponction des jointures est effectivement entourée
de tant de dangers, au dire de nos maîtres, des chirurgiens
qui font autorité dans la science, que peu de praticiens ont
osé y recourir. Cependant on trouve çà et là dans les journaux
des exemples d'hydarthroses traitées par la ponction, et qui,
quand elles ne sont pas guéries, n'ont en tout cas point été
aggravées par cette opération. J'ai vu, en 1819, M. Breton-
neau, vider par une ponction, chez un sous-officier de cara-
biniers, une vaste hydarthrose du genou sans qu'il en soit
résulté le moindre accident. M. Villette, de Compiègne,
publia, il y a quelques années, une observation du même
genre et encore plus remarquable. J'ai traité de cette façon,
au commencement de l'année 1845, chez une jeune dame,
une hydarthrose du genou compliquée de grumeaux mobiles
et comme fongueux dans l'épaisseur de la capsule, avec un
succès complet.

J'ai ainsi acquis la preuve que, en général, la ponction
des hydarthroses n'est pas dangereuse, quand on la pratique
avec un instrument convenable ; mais, par malheur, elle ne
suffit que très rarement. Les surfaces malades n'étant point
modifiées par elle, l'épanchement reparaît bientôt après.
Scarifier l'intérieur de la capsule, comme l'idée en a été
émise dans ces derniers temps, ne remédierait point à cet
inconvénient, tout en exposant à une inflammation qui pourrait, à la rigueur, devenir purulente.

Que, en pareil cas, la ponction soit sous-cutanée, oblique
ou directe, peu importe au fond, là n'est point la question
véritable. Ce qu'il faut, c'est qu'elle soit faite à l'aide d'un
petit trois-quarts armé d'une canule cylindrique, et non avec
un bistouri ou un trois-quarts plat. De la sorte, la plaie se

cicatrise immédiatement, et aucune inflammation ne se développe dans l'articulation.

III. — *Injection iodée.*

M. J. Roux, qui s'en était tenu d'abord à une simple ponction, vit bientôt l'épanchement se rétablir. C'est alors qu'il prit le parti, ayant renouvelé l'opération, d'injecter de l'eau iodée dans l'épaule de son malade. Ce point du mémoire de l'auteur en constitue précisément la partie essentielle. Non-seulement l'injection iodée, mais encore toute autre espèce d'injection, toute espèce de ponction, étaient restées jusqu'ici étrangères à l'hydarthrose de l'articulation scapulo-humérale. Nous nous trouvons ainsi naturellement amené à l'étude des *injections iodées*, des injections irritantes en général dans les hydropisies.

Ce n'est pas d'aujourd'hui sans doute que la pensée d'appliquer aux hydarthroses le traitement de l'hydrocèle s'offre à l'esprit des chirurgiens ; mais ceux qui ont tenté de la réaliser dans la pratique s'en sont si mal trouvés, qu'on l'a rejetée d'un commun accord. « L'injection d'un liquide irritant dans une articulation atteinte d'hydarthrose expose à des accidens si graves, dit Boyer, que la vie des malades en est gravement compromise, et qu'elle conduit souvent à la nécessité de l'amputation. » Les cinq ou six observations connues jusque-là justifiaient, en effet, en apparence du moins, la proposition de Boyer. Aussi la question a-t-elle été admise comme jugée depuis, à tel point que personne n'osait plus la reprendre de nos jours.

Cependant est-on bien sûr de ne s'en être point laissé imposer sous ce rapport ? Est-il bien vrai que la pratique eût dit là-dessus son dernier mot? Ce qui effraie d'abord en pareil cas, c'est le danger incontestable et bien connu des inflammations, des suppurations articulaires. Viennent ensuite les inconvéniens de l'ankylose, que l'opération produirait sans doute, même en cas de succès.

Voulant savoir à quoi m'en tenir sur la solidité des doctrines du jour relatives à la question dont il s'agit, je me suis demandé avant tout : 1° si, dans les observations connues, l'opération avait été pratiquée exactement comme pour l'hydrocèle ; 2° si l'inflammation que détermine l'injection irritante est en effet comparable aux inflammations spontanées, ou bien aux inflammations traumatiques ordinaires des articulations ; 3° enfin s'il est bien vrai que l'ankylose ou la soudure indélébile des surfaces articulaires doive être une suite inévitable de l'injection dans la cavité malade.

Mode opératoire. — Un premier fait a bientôt frappé mon attention, c'est que chez les six malades dont parle Boyer, *ce n'était point une ponction,* mais bien *une ou plusieurs incisions* qui avaient permis de pénétrer dans la capsule. Ce *n'était point non plus une injection* une fois faite, et par un pertuis qui doit se refermer, se cicatriser immédiatement après, comme on l'exige pour le traitement de l'hydrocèle, mais bien *des injections répétées,* détersives, renouvelées plusieurs jours de suite, comme pour déterger un abcès ! N'est-il pas évident, dès-lors, qu'une telle médication est toute différente de ce qu'on entend, de ce qu'il faut entendre, par ponction, injection ou opération de l'hydrocèle? On a droit d'être seulement étonné d'une chose, c'est que de pareils faits aient pu arrêter un moment, être invoqués comme preuve du danger qu'il y aurait à soumettre les hydarthroses au traitement de l'hydrocèle par injection. Ce premier point étant éclairci, nous débarrasse déjà d'un obstacle sérieux ; car il laisse la question intacte, au lieu de la maintenir comme jugée par l'expérience.

Inflammation. — On ne peut, il est vrai, se défendre *à priori* d'une sorte de terreur à l'idée d'une inflammation aiguë établie à dessein dans une grande articulation, dans le genou, la hanche, l'épaule, par exemple. Cependant l'expérience a montré, m'a permis de constater souvent que l'inflammation *artificielle* produite dans une cavité séreuse à travers une plaie qui se referme immédiatement, diffère essentiellement des inflammations développées par tout autre mécanisme. Ainsi l'injection de la tunique vaginale, propagée jusque dans le ventre sous l'influence d'une injection irritante, dans certains cas d'hydrocèle congénitale, n'a point entraîné les dangers de la péritonite ordinaire. Enhardi par quelques observations de ce genre, je n'hésite plus depuis long-temps à traiter l'hydrocèle des sacs herniaires, l'hydrocèle congénitale, toutes les variétés d'hydrocèles, en un mot, qui peuvent communiquer avec le péritoine, comme l'hydrocèle simple de la tunique vaginale. En me comportant ainsi, j'ai acquis la preuve que l'injection irritante, l'injection iodée en particulier, n'enflamme de la surface séreuse que les seuls points avec lesquels elle reste un moment en contact, et qu'elle ne tend que très peu à s'étaler au-delà. Mais pour qu'il en soit ainsi, l'opération doit être pratiquée avec un instrument cylindrique, avec un trois-quarts, le plus petit possible, et non avec un instrument tranchant, quelle qu'en soit la forme. A ce prix, la piqûre disparaît immédiatement et la plaie ne court aucun risque de suppurer. C'est évidemment à cette condition d'une simple piqûre, au lieu d'une incision, quelque étroite qu'elle soit, qu'il faut rapporter

2.

l'innocuité de l'opération de l'hydrocèle, des ponctions en général au sein des cavités séreuses.

L'*introduction de l'air*, dont on se préoccupe tant de nos jours, et qui sert de prétexte à tout ce qu'on dit des incisions sous-cutanées, n'a point ici l'importance qu'on lui attribue. Vingt fois j'ai constaté dans la tunique vaginale la présence d'une certaine quantité d'air après l'opération de l'hydrocèle, sans que, la piqûre du trois-quarts étant cicatrisée, il en soit jamais résulté le moindre inconvénient. Qu'on vide la collection par une piqûre, que cette piqûre ne puisse pas suppurer, se cicatrise d'elle-même en vingt-quatre heures, et qu'elle soit oblique ou directe, sous-cutanée ou non, vous aurez toutes les chances possibles d'éviter une inflammation purulente dans le foyer de la maladie. Rassuré jusqu'à un certain point par ces réflexions, il me restait une crainte sérieuse, c'était celle de l'ankylose.

Ankylose. — Toutefois, ayant cru remarquer qu'après l'opération de l'hydrocèle, la tunique vaginale, ou ne s'oblitère pas toujours, ou se reproduit quelquefois après avoir été oblitérée, je me demandai s'il n'en pourrait pas être de même après l'injection de l'hydarthrose. Les recherches auxquelles je me suis livré sur la formation des *surfaces* séreuses et des *cavités closes* de l'économie m'ayant prouvé d'autre part que ces prétendus tissus se réduisent à de simples couches celluleuses mécaniquement appropriées aux usages qu'ils doivent remplir, j'ai commencé à espérer qu'on pourrait les reproduire après en avoir soudé les régions correspondantes ; les faits ne me manquent pas aujourd'hui à l'appui de ces suppositions. N'en était-ce pas assez pour justifier de nouveaux essais d'injections irritantes dans les hydarthroses ?

Un dernier encouragement, le plus puissant de tous, m'était d'ailleurs donné par l'innocuité des injections iodées, que j'avais déjà mises en pratique dans presque toutes les cavités séreuses de l'économie. Depuis une douzaine d'années que je mets en usage ce liquide, je m'en suis effectivement servi sur près de trois cents malades affectés d'hydrocèle, dans des kystes de toutes les régions du corps, des grandes lèvres, de l'intérieur du bassin chez la femme ; dans les sacs herniaires ; au pli de l'aine, dans la fosse iliaque, au sein ; dans des goîtres ; dans différentes sortes de kystes séreux ou séro-sanguins des régions sus-hyoïdienne, parotidiennes, sterno-mastoïdiennes ; dans les bourses muqueuses du dos du pied, des malléoles ; sus et sous-rotulienne, sous-musculaire de la cuisse ; dans les cavités synoviales des tendons du pied et du jarret ; des tendons du dos et de la face palmaire de la main, du pli du bras, etc., dans plus de quatre cents cas divers enfin, et cela avec des résultats si heureux qu'il ne m'est plus possible d'en redouter les conséquences.

Le genou fut notre point de départ, à M. Bonnet, de Lyon, et à moi pour les injections iodées appliquées aux hydarthroses. C'est de 1839 à 1842 que nos premiers essais sont entrés dans le domaine public ; peu de personnes cependant ont osé nous suivre dans cette voie, et M. le docteur Roux est parmi les praticiens des départemens, celui qui s'est montré le plus hardi sous ce rapport, puisque, seul entre tous, il n'a pas craint d'appliquer à l'épaule ce que nous n'avions encore fait qu'au genou (1).

Qui donc a pu retenir jusqu'ici la main des chirurgiens ? La substitution de l'eau iodée au vin chaud est maintenant

(1) M. Pamard d'Avignon m'en a communiqué depuis une observation nouvelle.

acceptée par un grand nombre d'entre eux, et ce que j'ai dit des avantages de cette substitution n'est plus guère contesté pour l'hydrocèle. S'il n'en est pas de même encore pour les hydarthroses, cela tient, je crois : 1° à ce que l'hydarthrose simple et rebelle à toute autre médication, est assez rare ; 2° à ce que dans les observations de M. Bonnet on voit que des accidens inflammatoires assez violens pour nécessiter l'application de nombreuses sangsues et l'emploi de ponctions nouvelles afin de détendre la tumeur et de calmer les douleurs, sont quelquefois survenus ; 3° à ce que chez les malades de M. Bonnet comme chez les miens, le résultat de l'opération n'a été ni aussi franc, ni aussi complet, ni surtout aussi constamment heureux que dans les différentes sortes d'hydrocèles.

Dans l'hydarthrose du genou, la cavité séreuse appartient en si grande partie aux cartilages, aux élémens solides de l'organisme, qu'il en résulte pour l'injection irritante des conditions infiniment moins favorables que dans les kystes formés en entier de parties molles.

L'inflammation qui suit l'injection iodée du genou cause quelquefois des douleurs assez vives et un gonflement rapide de la jointure.

Si on se laisse ébranler par ces premiers accidens, on pourra songer à des émissions sanguines, à des ponctions nouvelles parfaitement inutiles. Aucun de mes malades n'a été soumis à l'usage de ces moyens ; chez tous, la douleur s'est amoindrie après les premières vingt-quatre heures. Il en a été de même de la fièvre, et tous ont redemandé des alimens dès le second jour de l'opération. La guérison s'est plusieurs fois fait attendre assez long-temps. Il a fallu plus d'une fois aider l'action de l'injection par quelques-unes des autres médications généralement opposées à l'hydarthrose ; mais l'opération n'a été nuisible dans aucun cas et n'a jamais provoqué d'accidens sérieux entre mes mains.

Quant à la soudure des surfaces articulaires, il est certain que si elle a eu lieu, cela n'a pas été pour long-temps, car les mouvemens de la jointure n'ont été empêchés ni même notablement gênés chez aucun de mes opérés. Dire au juste ce qui s'est passé au sein de ces articulations ne se pourrait que par supposition ou par théorie, attendu que jusqu'à présent je n'ai point eu l'occasion de disséquer sur le cadavre une jointure préalablement soumise à l'injection iodée (1).

Comment se fait-il maintenant que quelques chirurgiens, quelques expérimentateurs aient provoqué de la suppuration et de la gangrène par les injections iodées dans l'hydrocèle ou sur des chiens? Je ne puis, en conscience, me l'expliquer. Ce qu'il y a de certain, c'est que, ayant injecté moi même ou fait injecter de certaines quantités d'eau iodée dans le tissu cellulaire des animaux, je n'ai observé ni suppuration ni gangrène ; c'est que, chez l'homme, il en a été de même quand, par erreur ou par accident, le liquide s'est épanché en dehors de la cavité séreuse ; c'est que, en un mot, sur plus de quatre cents faits que je possède aujourd'hui, il n'y en a pas un où la suppuration soit survenue quand l'opération s'est adressée à des kystes, à des collections séreuses simples et a pu être faite au moyen d'une petite ponction. Je n'ose pas croire que les quelques résultats différens signalés par d'autres tiennent à ce qu'on s'est servi, dans leurs opérations ou dans leurs expériences, soit d'un

(1) On verra plus loin que cette occasion s'est présentée depuis.

gros trois-quarts, soit d'un bistouri, soit d'un trois-quarts plat, comme dans le cas de M. J. Roux, par exemple. Toujours est-il que cette différence entre leur manière de procéder et la mienne doit être constatée jusqu'à ce que l'analogie entre les résultats qu'ils obtiennent et les miens soit plus complète.

Une sorte de danger qu'on aurait pu redouter encore est l'*empoisonnement* des malades par la résorption de l'iode. Des expériences ont été faites sur des animaux pour résoudre cette question. 10, 15, 20 grammes de teinture d'iode déposées dans le péritoine de plusieurs chiens n'ont rien produit qui ressemblât à de l'empoisonnement. M. Leblanc en a injecté plus de 100 grammes dans la plèvre de quelques chevaux, avec la même innocuité. Chez l'homme, où certains kystes, soit de la thyroïde, soit des côtés du cou, soit du sein, soit des bourses, m'ont souvent amené à laisser dans la cavité séreuse jusqu'à 30 à 40 grammes d'eau iodée, sans que j'aie remarqué l'influence délétère de cette substance sur l'économie en général. Il suffit, au surplus, d'y songer un moment pour voir que cette intoxication n'est guère à craindre. En effet, l'iode n'entre que pour un douzième environ dans sa teinture. D'un autre côté, règle générale, je ne mets qu'un tiers de teinture sur deux tiers d'eau en volume; en troisième lieu, une partie de l'iode se précipite souvent dans la seringue au moment de l'injection; enfin il est rarement nécessaire de laisser dans le hysfe au-delà de quelques cuillerées du liquide: d'où il suit qu'on n'abandonne à l'absorption qu'une très petite quantité du médicament.

L'observation que vous a communiquée M. J. Roux offre encore un intérêt tout particulier, en ce sens que l'hydar

throse proprement dite semble avoir disparu d'une manière
définitive, alors que les prolongemens scapulaires et bra-
chiaux de la capsule synoviale restaient enflammés et fluc-
tuans. Il est remarquable aussi que les incisions pratiquées
sur les appendices de la tumeur, tout en maintenant une
suppuration assez abondante pendant quelques semaines,
n'aient point ravivé l'inflammation de l'articulation elle-
même. Ce fait prouve enfin qu'à l'épaule, pas plus qu'au genou, l'hydarthrose traitée par l'injection iodée ne doit être
inévitablement suivie d'ankyloses.

CHAPITRE II.

Discussion.

M. Dupuy ouvre la discussion. Selon lui, on a beaucoup
exagéré les inconvéniens de l'introduction de l'air dans les
articulations et dans les cavités séreuses en général. » Il y a
long-temps, dit-il, que je me suis convaincu par des expériences de l'innocuité du contact de l'air avec les séreuses.
Je n'en rappellerai pour l'instant qu'un seul exemple : je
pratiquai sur une vache la résection d'une côte ; la plaie avait
une telle dimension que j'y pouvais introduire le poing et une
partie de l'avant-bras. Quelque temps après, un épanchement s'étant formé dans les plèvres, je dus pratiquer une
contre-ouverture. Eh ! bien, malgré ces deux grandes incisions, communiquant l'une avec l'autre et s'ouvrant toutes
deux dans les plèvres de manière à permettre une large
issue à l'air, l'animal ne parut en éprouver aucun inconvénient et vécut encore long-temps dans cet état. »

M. Velpeau a émis plusieurs opinions qui m'ont paru un peu trop absolues. Le rapport ayant trait à des questions thérapeutiques assez diverses, je n'en examinerai dans ce moment que quelques points qui m'ont plus particulièrement frappé.

M. Velpeau prétend que la ponction des cavités séreuses n'offre aucun danger (1); il insiste surtout sur l'innocuité de la ponction simple dans les hydrocèles. Cette opinion, exprimée ainsi sans aucune espèce de restriction, ne me semble pas suffisamment justifiée par les faits. Je suis très surpris qu'il ne soit jamais arrivé à M. Velpeau de voir la tunique vaginale s'enflammer à la suite d'une simple ponction sans injection. Pour mon compte, je dois avouer que cet accident s'est offert plusieurs fois à mon observation à la suite de cette simple opération. Je me rappelle en particulier un cas assez remarquable sous ce rapport. Une personne vint me trouver pour être débarrassée d'une hydrocèle; mais comme elle ne pouvait disposer que de peu de temps, elle me pria de faire une simple ponction-évacuatrice, remettant à un temps plus opportun le traitement nécessaire pour obtenir une cure radicale. J'obtempérai à ses désirs, je me bornai à pratiquer la ponction; mais, contre notre attente, une inflammation intense ne tarda pas à se manifester, et le malade se vit obligé contre son gré, de garder le lit. Cet accident lui valut, du reste, une guérison complète sur laquelle nous ne comptions ni l'un ni l'autre.

M. Velpeau a émis encore sur le fait de l'inflammation adhésive une opinion que je ne puis pas admettre. Il ne croit

(1) Je n'ai rien dit de pareil, et je pense là-dessus comme tout le monde.

pas que les adhérences soient nécessaires pour obtenir une guérison radicale (1). Une guérison qui serait obtenue sans cette condition serait, suivant moi, une guérison trompeuse, temporaire. M. Velpeau n'est pas le premier qui ait avancé une semblable opinion ; elle a été également soutenue par un chirurgien anglais : c'est une erreur. Je suis convaincu, pour mon compte, que, quelle que soit l'injection dont on s'est servi, tant qu'elle n'a pas déterminé des adhérences complètes, la guérison n'est jamais solide.

M. Velpeau, sans doute par un sentiment de paternité que chacun peut comprendre, a critiqué toutes les méthodes antérieures à celle qu'il a introduite dans la pratique ; il en a exagéré les inconvéniens (2). Je puis affirmer que sur douze ou quinze cents opérations d'hydrocèles environ que je puis avoir pratiquées par l'injection vineuse, il ne m'est pas arrivé peut-être plus de cinq ou six accidens. Je ne conteste pas les bons effets de l'injection iodée ; mais je crois qu'aucune méthode n'est aussi bien éprouvée que celle des injections vineuses, et c'est celle que je recommanderai toujours de préférence aux jeunes chirurgiens.

Quant aux hydarthroses, elles cèdent assez généralement bien à des moyens très vulgairement employés et très innocens dans leurs résultats, tels que les vésicatoires, les moxas. Il est bon, d'ailleurs, quand on parle du traitement des hydarthroses, de distinguer deux manières d'être assez différentes des hydarthroses, savoir : celles que l'on voit succéder à des contusions, à des coups, à des violences extérieures, ou bien celles qui surviennent spontanément : or, les pre-

(1) Je n'ai pas dit cela. Voyez le rapport.
(2) Je n'ai rien critiqué, rien exagéré. Il n'est pas question de ces méthodes dans mon rapport.

mières, qui se forment très promptement, d'une manière presque instantanée, disparaissent aussi avec une très grande facilité (1).

En somme, je crois que M. Velpeau agit avec une prévention un peu grande en faveur de son *enfant* thérapeutique. L'expérience nous a depuis long-temps démontré qu'on peut guérir les hydropisies articulaires avec des moyens plus simples (2).

§ 2. M. Blandin.

Le rapport de M. Velpeau soulève plusieurs questions importantes sur lesquelles je crois devoir appeler un instant l'attention de l'Académie. Je ferai remarquer d'abord que les hydarthroses chroniques, celles qui exigent une médication active, sont peu fréquentes (3), et dans ces cas rares même, on réussit quelquefois avec des moyens simples (4). Il en est un, en particulier, dont M. Velpeau n'a pas parlé, et qui méritait cependant d'être mentionné : je veux parler des frictions mercurielles poussées jusqu'à la salivation. Un autre moyen, qui m'a paru avoir de l'efficacité alors que les premiers ne suffisaient point, c'est l'inamovibilité obtenue à l'aide d'un bandage amidonné ou dextriné. De la sorte, je suis arrivé à la guérison de presque toutes les hydarthroses qui avaient résisté aux frictions mercurielles et aux autres moyens usités en pareille circonstance.

M. Velpeau a parlé des ponctions simples sans injection iodée ; il a dit que ces ponctions pouvaient être faites sans danger : nous sommes d'accord avec lui sur ce point. Ces

(1) Ai-je dit le contraire quelque part ?

(2) On voit que M. Roux n'a pas entendu la lecture de mon rapport.

(3) C'est ce que j'ai dit.

(4) C'est ce que j'ai dit encore.

ponctions sont, en effet, d'autant plus innocentes qu'on les fait beaucoup mieux aujourd'hui qu'autrefois. Boyer prenait bien le soin de faire de petites ouvertures et de les faire un peu obliques, afin d'éviter le parallélisme des petites plaies ; mais il bornait là toutes ses précautions ; il ne se servait pas, comme on le fait aujourd'hui, d'un trois-quarts à robinet et d'une seringue aspirante, pour faire le vide. Or, en l'absence de ces moyens, il était obligé, pour expulser le liquide des foyers qu'il voulait vider, de comprimer, de presser en tous sens sur leurs parois. Il résultait de là des inconvéniens graves, que l'on évite sûrement maintenant, avec le secours des moyens que je viens de rappeler. M. Velpeau a dit à cette occasion :« Qu'il s'introduise ou non un peu d'air dans la plaie, que celle-ci soit directe ou oblique, peu importe, tout cela est indifférent. «Je ne puis point admettre une pareille proposition. Personne ne peut contester, au contraire, qu'une ponction faite par la méthode sous-cutanée ne soit préférable à une ponction faite à air libre. Pour mon compte, cela ne fait pas l'objet d'un doute. Loin de croire, comme M. Velpeau, que le contact de l'air avec les cavités articulaires, ou n'importe quelle plaie sous-cutanée, soit innocent, j'ai la conviction, au contraire, que c'est là une des circonstances qui entraînent le plus de chances d'accidens.

En parlant des injections iodées, M. Velpeau a dit que la pratique de ces injections commençait à être adoptée. Je ne reconnais pas, pour ma part, la nécessité de substituer un moyen nouveau aux moyens en usage, quand ceux-ci offrent tous les avantages et toutes les conditions désirables. Il me paraît parfaitement inutile de chercher un nouveau procédé pour guérir l'hydrocèle, par exemple, quand nous en avons un aussi sûr, aussi fidèle que l'injection vineuse. Je sais bien

que M. Velpeau opposera les accidens auxquels l'injection
vineuse a quelquefois donné lieu. Cette objection n'est que
spécieuse; sans doute, ces accidens sont réels; mais M. Velpeau n'ignore pas qu'ils dépendent uniquement de la manière
dont l'opération est exécutée, et qu'ils peuvent arriver avec
l'injection iodée ou tout autre moyen, aussi bien qu'avec l'injection vineuse. Tout dépend de la manière de procéder. On
évite à coup sûr ces accidens en prenant les précautions et
les ménagemens convenables pendant les manœuvres opératoires (1). Ce qu'il s'agit donc de savoir, ce n'est pas s'il y a
plus ou moins de chances d'accidens d'un côté ou de l'autre,
mais de quel côté sont les chances les plus nombreuses de
guérison. Or, j'incline à penser que les guérisons que l'on
obtient au moyen des injections iodées, ne sont point des
guérisons définitives. M. Velpeau dit qu'il a une manière
particulière de procéder; le liquide à injection dont il se
sert renferme des proportions déterminées : un tiers d'eau
pour deux tiers de solution d'iode. Je me suis servi de la
même formule, j'ai pratiqué dix opérations d'hydrocèle par
la méthode de M. Velpeau, et je n'ai pas été aussi heureux
que lui. Chez plusieurs de mes opérés, j'ai été obligé de répéter plusieurs fois l'injection iodée pour obtenir une guérison définitive; chez d'autres, j'ai fini par faire l'injection
vineuse. Je me rappelle en particulier l'histoire d'un malade
qui vint me trouver, et qui, tenant beaucoup à la méthode
des injections d'iode, insista vivement pour que j'eusse recours à ce procédé. Je le fis, en effet; je pratiquai une première opération qui fut sans résultat : la maladie reparut peu

(1) Je n'accorde aucune de ces assertions que je repousse au
contraire toutes comme inexactes.

de temps après; une seconde injection d'iode n'eut pas plus de succès que la première; à la troisième fois j'employai l'injection vineuse, et le malade guérit. Chez un autre sujet, je pratiquai trois fois l'injection iodée sans succès; obligé d'en venir à l'injection vineuse, j'obtins cette fois une guérison durable. Il n'y a pas très long-temps encore qu'un malade, entré à l'Hôtel-Dieu, croyait avoir une hernie qui lui était survenue, disait-il, à la suite d'un injection iodée dans les bourses : ce n'était point une hernie, mais une récidive de l'hydrocèle, pour laquelle l'injection lui avait été pratiquée inutilement.

Je n'insisterai pas davantage; je crois en avoir assez dit pour prouver que l'injection iodée est un moyen extrêmement infidèle, tandis que l'injection vineuse est un moyen sûr.

En parlant des injections iodées dans les articulations, M. Velpeau a présenté ces injections comme à-peu-près innocentes, et il a eu l'air de ne pas comprendre les craintes des autres chirurgiens à cet égard. Messieurs, si notre collègue n'a pas eu encore d'accident, il a été fort heureux sans doute; mais le sera-t-il toujours autant? Il aurait tort d'y compter, car on peut lui prédire à coup sûr qu'il aura tôt ou tard à regretter cet excès de confiance.

Enfin M. Velpeau, en parlant du procédé opératoire, a dit qu'il ne voulait pas qu'on se servît d'un trois-quarts plat. Je n'en comprends pas le motif; je le prie de vouloir bien nous l'expliquer.

En définitive, pour ce qui concerne le traitement des hydarthroses, quand nous avons un moyen innocent et efficace, l'inamovibilité aidée par la compression, je ne comprends pas qu'on veuille chercher à lui substituer une méthode telle que celle des injections iodées.

3. M. Velpeau.

Ainsi que je l'ai déjà dit à l'Académie, il ne m'est pas possible de rester à la séance au-delà de quelques minutes encore. Plusieurs de nos collègues ayant d'ailleurs demandé la parole sur la question soulevée par mon rapport, nous ne pourrions pas en terminer la discussion aujourd'hui. En acceptant que cette discussion soit remise à la séance prochaine, je n'en demande pas moins la permission de répondre sur-le-champ quelques mots à ce qui vient d'être dit.

Je ne voudrais pas, par exemple, qu'on prît à la lettre les assertions de M. Blandin en particulier. Que ceux de nos confrères ici présens, qui ont vu des malades opérés par moi au moyen des injections iodées, se rassurent. Les récidives par cette méthode n'existent guère, en ce qui me concerne au moins, que dans l'esprit de M. Blandin. Ces récidives, soyez-en bien persuadés, ne viendront pas ; depuis plus de douze ans que j'opère de la sorte, il m'est passé par les mains plus de 300 hydrocèles, et je puis bien garantir qu'aucune récidive ne s'est montrée sur les malades guéris d'abord par moi. Lorsque chacun aura dit son mot, je me réserve de répondre en détail à toutes les objections et de montrer que rien n'est exact jusqu'ici dans ce qu'on m'oppose.

§ 4. M. Gimelle.

Je considère l'hydarthrose comme une affection grave, non qu'elle puisse amener la mort, mais elle produit presque toujours la rigidité de l'articulation, la faiblesse et quelquefois l'atrophie du membre. Les synoviales, distendues par la synovie, ne tardent pas à s'altérer ; elles s'épaississent et deviennent parfois pultacées, fongueuses. Cet état gagne quelquefois les cartilages, et il survient des tumeurs blanches qui peuvent nécessiter l'amputation. C'est pour prévenir ces redoutables conséquences que M. Velpeau a proposé des injections d'iode ; mais ce traitement n'est pas sans danger, et l'on s'expose à faire une maladie très grave, d'une maladie qui quelquefois guérit toute seule ; d'autres fois, il suffit de l'application de quelques sangsues et de quelques vésicatoires. Dans d'autres cas, elle résiste, et c'est alors que j'emploie l'émétique à doses croissantes. Cette médication m'a souvent réussi. M. Cornac a été témoin de ces succès.

A l'égard de l'hydrocèle, j'ai adopté les injections iodées, non pas qu'elles guérissent mieux que les injections vineuses, mais parce qu'elles causent beaucoup moins de douleur : cependant, dans un cas, c'était chez un jeune homme de vingt-cinq ans, la douleur fut si vive qu'elle causa des convulsions ; sur un homme de soixante-cinq ans, la guérison s'est maintenue pendant dix mois, après quoi l'hydrocèle s'est reformée. Au mois de mai dernier, j'ai opéré un jeune homme de vingt-six ans ; je le croyais guéri depuis long-temps, lorsqu'au mois de novembre, il vint me retrouver. J'avais cru jusqu'ici que l'adhérence des deux feuillets de la tunique vaginale est nécessaire pour la guérison ; les faits que je viens de citer m'en font douter aujourd'hui.

§ 5. M. Gerdy.

Messieurs, notre honorable collègue M. Velpeau, à l'occasion de son rapport sur une injection iodée de l'articulation scapulo-humérale, a préconisé les injections de même nature dans les hydropisies des articulations, dans une foule de kystes, dans la tunique vaginale du testicule pour guérir l'hydrocèle, et même dans le péritoine et les grandes séreuses.

1° Sans dire que toute hydarthrose soit facile à guérir, je ne crois pas qu'il soit prudent, dans l'état actuel de l'art, de débuter par une injection iodée dans le traitement d'une semblable affection (1). Je sais bien que depuis long-temps, et bien avant M. Velpeau, M. Lugol a injecté des solutions iodées dans les jointures; mais c'est quand elles sont déjà ouvertes et cariées par une affection scrofuleuse, et ce cas est bien différent de celui pour lequel M. Velpeau vante ces injections.

Il y a, d'ailleurs, tant de moyens plus doux et innocens ou peu dangereux, que je ne comprends pas qu'on ait recours à un remède qui paraît aussi périlleux et aussi incertain. Mais lors même qu'après avoir essayé tous ces moyens et d'autres que l'analogie peut suggérer, on ne serait pas arrivé à guérir le malade, comme une hydarthrose est généralement une maladie peu grave qui peut rester long-temps stationnaire pour guérir définitivement un jour, je crains que les injections iodées ne soient pires que le mal, et je pense qu'il vaut mieux, dans l'état actuel de l'art, les rejeter comme des moyens qu'il serait imprudent de mettre en usage.

En général, on ne doit essayer sur ses malades que ce que l'on essaierait volontiers sur son fils dans les mêmes circonstances. Je ne dis pas ce que l'on essaierait sur soi-même; car l'expérience a démontré que, dans son ardeur scientifique, un médecin, oubliant parfois toute prudence, ne craint pas de s'exposer lui-même expérimentalement à des dangers généralement regardés comme très réels. Je veux qu'il ne

____

(1) Ni moi non plus.

puisse faire sur ses malades que ce qu'il oserait tenter sur un fils, parce que son amour paternel serait pour moi une garantie plus sûre que l'intérêt de sa santé ou de sa vie propre.

N'ayant pas voulu essayer d'injections iodées dans les hydarthroses, je n'ai pas d'expérience personnelle à cet égard, et je ne m'arrêterai pas long-temps sur ce sujet. Je puis dire cependant qu'un malade chez lequel M. Velpeau a pratiqué une pareille injection il y a trois mois, ce malade étant mort d'une fièvre grave depuis quelques jours, on a pu vérifier que le genou injecté présentait des adhérences membraneuses entre les surfaces articulaires, et de plus des érosions des cartilages. Or, cela ne me rassure pas du tout sur l'innocuité des injections iodées dans les grandes articulations, et bien moins encore dans les grandes séreuses et le péritoine (1).

2° J'arrive aux injections iodées dans la tunique vaginale du testicule pour guérir l'hydrocèle. C'est surtout ce fait que je veux apprécier.

Notre honorable collègue vante beaucoup ce procédé; il le caresse comme le fruit de ses entrailles. Eh! pourquoi, je vous prie, tant de tendresse? « Parce qu'on n'a besoin, dit-il, *ni de réchaud; ni de seringue exprès*, ni d'aucun préparatif. N'étant point obligé de distendre la tunique vaginale, on court à peine le risque de faire refluer le liquide ou de le pousser dans l'épaisseur du scrotum. »

A ces raisons il en a été ajouté d'autres encore, par exemple, que l'iode est un procédé plus économique que le vin (2).

____

(1) Pourquoi donc? en quoi ces érosions, dues au mal et non au remède, et ces adhérences, déposent-elles contre l'opération?

(2) Je n'ai jamais dit cela, quoique ce soit vrai.

3.

D'abord cette dernière assertion est loin d'être démontrée, parce que du vin très commun suffit pour l'injection. Quant *au réchaud et à la seringue exprès,* on peut aussi s'en passer en prenant du vin froid ou un autre liquide froid irritant, comme nous allons le prouver.

On dit encore : « Comme l'iode est une substance absorbable, son infiltration ne semble pas exposer aux inflammations gangréneuses, comme le vin. »

Mais qui prouve qu'il est plus absorbable que le vin ? Et d'ailleurs, s'il est vénéneux, quel avantage y a-t-il qu'il soit absorbable ? Laissons donc de côté cette assertion, qui ne peut que nuire à son emploi, et voyons si réellement son infiltration n'expose pas aux inflammations gangréneuses.

M. Velpeau prend de 31 à 125 grammes d'eau et 1/8 ou 1/4 de teinture d'iode (1) M. le docteur Babault a injecté dans le tissu cellulaire de la cuisse d'un premier chien un mélange de 64 grammes d'eau et de 15 grammes de teinture d'iode : le lendemain, abattement ; au deuxième et au troisième jour, vomissemens bilieux ; mort. A l'autopsie, inflammation des parties injectées d'iode , et iode retrouvé dans les viscères.

2ᵉ *expérience.* — Injection analogue de 125 grammes d'eau et de 31 de teinture d'iode ; au troisième jour, gangrène de la plaie ; au septième, mort. *Autopsie :* vastes décollemens et gangrène des parties injectées ; iode dans l'urine et dans les viscères.

3ᵉ *expérience.* — Injection, dans la cuisse d'un chien, de 15 grammes de teinture d'iode et de 125 d'eau : le cinquième jour, gangrène des parties injectées ; au quinzième jour,

____

(1) Je n'ai précisé nulle part de pareilles doses d'eau.

comme l'animal est en partie guéri, il s'échappe et se sauve.

4ᵉ *expérience*. — Injection de 4 grammes de teinture et de 60 d'eau : au vingt-quatrième jour, gangrène, au vingt-sixième, chute des eschares.

Il résulte de ces expériences que les infiltrations iodées causent l'inflammation, la suppuration, la gangrène, comme on le devait prévoir, le passage de l'iode dans le sang, les viscères, et même l'empoisonnement.

M. Babault a rapporté dans sa thèse une observation de M. Jobert sur un homme qui avait eu une gangrène partielle du scrotum après l'emploi de l'iode, et j'en pourrais citer d'autres. J'ai même lu quelque part l'observation de symptômes d'empoisonnement causé par une injection iodée dans le scrotum.

De tout cela faut-il conclure qu'on a eu tort de chercher un succédané au vin pour les injections de l'hydrocèle ? Non, assurément.

Je le pense si peu, que j'ai fait moi-même des recherches dans ce but, et j'en vais brièvement exposer les résultats.

Le 10 juillet 1834, j'ai fait à l'hôpital Saint-Louis une injection d'eau chaude à 35° pour une hydrocèle qui a guéri en vingt jours.

J'en ai fait quatre, la même année, avec de l'eau tiède à 1/10 d'alcool ; deux malades guérirent en trois jours ; chez le troisième, il y eut suppuration ; et enfin, chez le quatrième, récidive.

J'ai injecté très souvent une solution aqueuse d'alun, saturée et à froid, et c'est même l'injection que je mets le plus souvent en usage à l'hôpital, parce que je vois très rarement des récidives, que cette injection n'est pas plus douloureuse que les autres espèces d'injections que j'ai mises en usage, et qu'elle guérit aussi promptement qu'aucune autre.

J'ai encore essayé l'eau saturée de sel marin à froid ; je l'ai injectée dans l'hydrocèle enkystée du cordon, qui a guéri en douze jours.

J'ai fait quelques recherches sur l'action de l'eau mêlée à 1/4 ou 1/8 de teinture d'iode. Ces injections m'ont paru comme à beaucoup d'autres, douloureuses autant que le vin, et donnant lieu à plus de récidives.

Enfin, j'ai quelquefois essayé les injections d'eau froide, de vin, de décoctions toniques d'écorce de quinquina, de chêne, etc., et ces injections ont guéri aussi les malades. Si je n'ai pas fait un nombre considérable de chaque injection, c'est que j'éprouve de la répugnance à expérimenter sur l'homme comme sur les animaux, même quand ils n'en résulte qu'un peu de douleur et peu de danger.

Je citerai un dernier fait clinique d'une toute autre nature que les précédens, et qui, sans être précisément scientifique, me paraît assez important pour apprécier la valeur pratique des injections iodées.

M. B...., demeurant rue de l'Arbre-Sec, vint un jour me consulter. Il portait une hydrocèle. Je lui proposai l'opération. — Je le veux bien, me dit-il, mais quel procédé choisirez-vous ? Et alors il entra dans des détails sur les procédés en usage qui me firent croire que j'avais affaire à un confrère. Comme je le lui demandai, il me répondit qu'il n'était par médecin du tout ; mais que, se voyant affecté d'hydrocèle, il avait étudié cette maladie dans les livres et sur les malades ; qu'il avait suivi plusieurs cliniques chirurgicales, et surtout celles que M. Velpeau et moi faisons à la Charité, et qu'après avoir bien vu, bien regardé, comme un homme qui a intérêt à bien voir et bien regarder, il croyait devoir s'adresser à moi ; mais que, cependant, il désirait quelques explications sur le choix du procédé opératoire.

Je lui répondis à mon tour que j'avais beaucoup de confiance dans les injections alumineuses ; que, néanmoins, les injections vineuses chaudes étant éprouvées par un bien plus grand nombre de succès que les injections alumineuses, je lui proposerais ces injections de préférence à toutes les autres. M. B... accepta, et il guérit.

L'intérêt que ce malade avait dans cette affaire, la prudence qu'il apporta, le choix qu'il fit entre les injections iodées et les injections vineuses, dont il avait observé les effets, me paraissent d'un certain poids contre les injections iodées.

Parmi les raisons que notre honorable collègue a fait valoir en faveur des injections iodées, il a invoqué ses recherches sur les membranes séreuses. Or, ses recherches l'ont conduit à une opinion singulière, qui est loin d'être prouvée, c'est que les séreuses ne revêtent pas, comme on le croit, les viscères, mais s'arrêtent à la circonférence de leur racine vasculaire et nerveuse, ou à la circonférence de leur corps, en s'unissant à leur surface d'une manière intime. Quand encore cette assertion serait aussi vraie que je la crois contraire à la réalité la plus évidente, je ne vois pas en quoi elle pourrait conduire à préférer les injections iodées, et comment elle pourrait justifier les éloges exagérés que M. Velpeau leur accorde (1).

Parmi les questions soulevées dans cette discussion, il en est une dont je veux dire aussi quelques mots. Doit-on re-

______

(1) Cela prouve tout simplement que M. Gerdy n'a pas lu mon mémoire sur les cavités closes.

garder comme une guérison réelle et radicale la disparition
de tout épanchement dans la tunique vaginale à la suite de
l'opération? Je le crois, et je pense qu'on objecterait à tort
à M. Velpeau une récidive qui se montrerait trois, six mois,
une ou plusieurs années après une injection iodée. Ce serait,
je crois, changer exceptionnellement et mal-à-propos le langage de la science. Une bronchite, une pneumonie, une
péritonite, une fracture, une luxation, sont dites avec raison
guéries et bien guéries, quand tous les symptômes qui les
caractérisent ont disparu, bien qu'elles puissent être reproduites d'un instant à l'autre. Pourquoi en serait-il autrement
de l'hydrocèle? parce que, dit-on, il n'y a de cure radicale certaine que lorsqu'il y a disparition de la tunique vaginale par
l'adhésion entière de la surface interne de cette tunique avec
elle-même. Je conviens qu'alors il me paraît impossible que
la maladie se reproduise; mais s'il fallait sacrifier les organes
pour les guérir à toujours, le remède serait pire que le mal.
Du reste, il est impossible, dans l'état actuel de l'art au
moins, de s'assurer de cette adhérence. Ne nous arrêtons
donc pas à des guérisons insaisissables que nous ne saurions
comment reconnaître et que nous ne pourrions jamais affirmer aux malades. Convenons plutôt qu'il y a des guérisons
d'hydrocèles sans oblitération de la cavité de la tunique vaginale adhérente avec elle-même.

En résumé, les injections iodées dans les grandes articulations, et surtout dans les grandes membranes séreuses, me
paraissent dangereuses; c'est à mes yeux de la chirurgie imprudente. Or, il y a deux chirurgies, une chirurgie hardie,
téméraire, qui expérimente sur l'homme comme sur les animaux, une chirurgie prudente qui agit avec précaution et
sagesse; eh bien! je crois que c'est cette dernière qu'il faut

louer et encourager. En conséquence, je conseillerai à l'Académie de se bien garder de louer et d'encourager la première. Aussi, quelque estime que j'aie pour le savoir de notre honorable rapporteur et pour l'auteur du mémoire qui a fait le sujet du rapport, je ne puis en approuver les conclusions, et je demande qu'on supprime des conclusions toute expression approbative qui engagerait et compromettrait la prudence de l'Académie.

§ 6. M. Blandin.

Dans les quelques mots de réponse que M. Velpeau m'a adressés dans la dernière séance, il a supplié les chirurgiens de ne pas s'occuper de mes objections, et de ne pas prendre mes paroles au sérieux. Messieurs, c'est très au sérieux que je me suis exprimé, et ce que vient de dire M. Gerdy vient à l'appui de mes paroles. J'ai dit à M. Velpeau que s'il n'avait pas eu encore d'accidens, il en aurait infailliblement. J'ignorais alors, ce que je sais maintenant, l'accident qui est consigné dans le mémoire même de M. J. Roux (1), ceux que M. Gerdy vient de rappeler, et qui ont été observés par M. Babault, par M. Jobert et par M. Velpeau lui-même (2). Voilà donc des faits nouveaux qui viennent confirmer les craintes que j'exprimais dans la dernière séance. J'en connais un encore qui s'est passé dans le service de M. Gerdy, où il s'agissait d'un malade portant un grand kyste de la région cervicale, et qui a succombé aux suites d'une injection iodée. J'en pourrais citer quelques autres encore, mais je n'ai pas à leur égard de notions assez précises. Cependant

(1) Quel accident ?
(2) Par moi ? Où donc ?

M. Velpeau présente ces injections comme innocentes; il a
dit qu'il ne se ferait pas faute, au besoin, de pratiquer l'injection iodée dans une hydrocèle congéniale, communiquant
par conséquent avec le péritoine. J'avoue qu'après les faits
qui viennent d'être cités, je ne saurais partager cette sé-
curité (1).

Une dernière remarque : M. Velpeau a écrit quelque part
qu'à la suite de ces injections, les malades peuvent dès le
lendemain, ou peu de jours après, se lever, marcher et va-
quer à leurs affaires. Cette circonstance ne pourrait-elle pas
expliquer comment des malades, sortis peu de jours après
l'opération, et n'ayant pas reparu depuis à l'hôpital, auraient
été considérés comme guéris, alors que leur guérison n'était
qu'apparente?

§ 7. [M. Velpeau.

Je vois que la discussion n'est pas encore terminée, et que
la question s'est agrandie. Pour ménager les momens de
l'Académie, je ne veux répliquer d'une manière générale
qu'après avoir entendu les objections de tout le monde. Cependant, comme il se pourrait que des faits articulés dans
cette séance restassent comme exacts dans l'esprit de quelques personnes, je ne puis me dispenser de les réfuter à
l'instant.

C'est aux reproches de M. Gerdy que je dois avant tout
une réponse provisoire. Comme M. Roux, comme M. Blandin, cet honorable membre argumente comme si j'avais

(1) On va voir que tous ces faits sont erronés.

conseillé les injections avant toute autre médication dans les hydarthroses, et dans toute espèce d'hydarthrose. C'est une erreur qu'il importe de relever, sans quoi nous pourrions discuter long-temps sans nous entendre ; voici la phrase textuelle de mon rapport à ce sujet :

« Nous avons donc besoin de dire tout d'abord que, dans ce qui va suivre, nous n'entendrons parler que de l'hydarthrose chronique, ancienne, dépourvue de lésions organiques dans les parties constituantes de l'articulation malade. Nous mettons ainsi de côté l'hydarthrose inflammatoire aiguë, l'hydarthrose qui complique parfois le fongus articulaire, et les altérations, quelles qu'elles soient, des os et des cartilages. »

On le voit, en me reprochant de ne pas tenir compte de l'efficacité soit des moxas, comme le veut M. Roux, soit de la compression, de l'inamovibilité, des onctions mercurielles, comme le fait M. Blandin, soit d'une foule de moyens plus simples encore, comme M. Gerdy, on se met en dehors de la question ; l'on oublie que ce sont des méthodes souvent, long-temps expérimentées par moi, et qu'après avoir pris la précaution de dire que je n'avais pas l'intention de discuter la valeur des méthodes généralement connues, je n'en ai pas moins exposé dans mon rapport le paragraphe suivant :

« Dans d'autres cas, au lieu de topiques résolutifs, c'est une compression méthodique bien faite, tantôt avec les bandelettes de diachylon, tantôt avec une simple bande, et les remplissages convenables qui sont mis en usage, de l'application d'un vésicatoire à l'autre, comme dans certains cas ce sont les pommades iodurées, mercurielles, etc. »

Ainsi donc, je ne propose les injections iodées que pour

les hydarthroses anciennes, simples, qui ont résisté aux autres médications connues.

M. Gerdy, qui blâme cette opération, vient d'avancer un fait étrange, mais sur lequel je suis bien aise qu'on me donne l'occasion de m'expliquer. Voici l'histoire du malade, mort hier dans les salles de M. Cruveilhier. C'est un jeune homme qui était atteint d'une hydarthrose au genou depuis sept ans, et d'une nécrose de l'os cuboïde du même côté. L'opération offrit ceci de particulier, que le liquide iodé resta tout entier dans le genou ; une douleur assez vive, et une réaction générale assez marquée se maintinrent jusqu'au lendemain. Ces accidens s'éteignirent ensuite, si bien qu'au bout de trois jours le malade ne souffrait plus, et demandait avec instance des alimens. La résorption du liquide fut lente ; mais elle s'opéra sans qu'aucune médication, soit générale, soit locale, soit venue au secours de l'injection iodée. Ce garçon était guéri ; il se promenait journellement et se rendait utile depuis trois semaines dans les salles en aidant les gens de service de l'hôpital, lorsque nous le trouvâmes un matin en proie à une hémoptysie et dans un état d'angoisse, de désespoir inexprimables. Quelques jours plus tard il offrit tous les signes d'une dothinentérie intense ; on le transporta dans les salles de médecine, où il succomba au bout d'une semaine. L'autopsie a montré que ses poumons avaient été le siége de plusieurs foyers apoplectiques, et que ses intestins étaient criblés de pustules, de l'éruption de la fièvre typhoïde la plus intense.

Ainsi, ce jeune homme meurt au bout de deux mois et demi d'une fièvre typhoïde violente, précédée d'hémoptysie, et l'on ne craint pas de dire qu'il est mort empoisonné par l'iode, quand il était guéri depuis trois semaines des suites une opération qui n'avait produit à aucune époque, chez lui, le moindre accident sérieux (1)! Si c'est de la sorte qu'on veut interpréter les faits, je ne m'étonne plus des opinions qu'on cherche à se créer sur la valeur des injections iodées. Voici en outre, le genou qui a été soumis à l'opération : on peut voir, en jetant les yeux sur la pièce, qu'elle n'a été le siége d'aucune inflammation purulente, qu'il n'y a sur les os ni carie ni nécrose, que les érosions de cartilage appartiennent à l'usure mécanique des tissus, et que les adhérences ou les brides qui se sont établies tout autour conservent une souplesse, une vascularité qui explique bien comment la mobilité d'une telle jointure pouvait s'être conservée.

Les autres faits indiqués me paraissent tout aussi concluans que celui-là. Ce serait un fait de gangrène observé à l'hôpital Saint-Louis. M. Jobert, que cela regarde, nous en donnera sans doute l'explication. Ou bien c'est un autre malade dont l'hydrocèle, injectée par l'iode, est, selon M. Blandin, promptement entrée en suppuration. On est enfin allé en chercher de ces cas étranges de tous côtés, et jusqu'à Calcutta. On conçoit que, n'ayant pas de détails sur de pareils faits, je ne chercherai point à les interpréter. Notre collègue a, du reste, terminé son attaque par quelques-unes de ces phrases courtoises dont je lui laisse volontiers le monopole. Vous l'avez vu diviser les chirurgiens en deux grandes catégories : 1° la catégorie des chirurgiens timides, prudens et sages, dans laquelle il se place évidemment, et où je ne demande pas mieux que de le laisser, 2° la catégorie des chi-

(1) Il est vrai que ces accusations ont disparu de l'argumentation de notre collègue dans le *Bulletin de l'Académie de médecine.*

rurgiens hardis, téméraires, dont à ses yeux je fais sans doute partie. Je n'ai point l'intention de répondre à de telles gracieusetés ; je ferai seulement remarquer que, autant que qui que ce soit, je tiens à guérir les malades qui me sont confiés, à ne les traiter que par des méthodes rationnelles et peu dangereuses ; mais que, par cela même que je tiens à les guérir, je m'efforce sans cesse, quand les traitemens ordinaires ne réussissent pas, d'en trouver d'autres qu'il soit permis d'essayer sans danger.

Ces messieurs ont une frayeur extrême des injections iodées dans les jointures, et surtout dans le péritoine. Pour les articulations, je suis déjà loin d'être le seul qui en aie fait usage ; en même temps que moi, un peu avant ou un peu après, M. Bonnet, de Lyon, en a obtenu les mêmes résultats.

Quant au péritoine, j'ai dit, il est vrai, il y a très longtemps déjà, que peut-être serait-il un jour permis d'y arriver. Les raisons sur lesquelles je me fonde seront rappelées par moi dans le résumé général de cette discussion. En attendant, je dirai que je n'ai point osé jusqu'à présent réaliser ma proposition ; mais d'autres ont été plus hardis que moi, et un chirurgien distingué de Toulouse, M. Dieulafoi, n'a pas craint, lui, de recourir aux injections iodées chez un malade atteint d'ascite ; et, que la terreur de ces messieurs se calme un peu, le malade n'est pas mort, il est guéri ?

Un dernier mot : M. Gerdy, non content de repousser la méthode que je défends, veut aussi que l'Académie blâme le travail de M. Roux. Comme il ne s'agit plus de moi alors, je proteste formellement contre une pareille prétention. Le mémoire de M. Jules Roux est un travail important ; il a pour sujet une maladie rare, que personne n'avait bien décrite auparavant ; l'opération a réussi, le malade reste parfaitement guéri, et il n'est pas supposable que l'Académie veuille blâmer un mémoire aussi important, aussi sagement rédigé.

§ 8. M. Roux.

Avant d'entrer en matière, il fait observer que les partisans des injections iodées les ont préconisées pour des maladies totalement différentes, et entre lesquelles il n'y a pas d'assimilation. Entre autres distinctions, il aurait fallu, pour une appréciation rigoureuse de ces injections, étudier séparément ce qui est relatif aux hydropises articulaires et ce qui se rapporte à l'hydrocèle. Les hydropisies articulaires sont des maladies plus ou moins sérieuses, mais heureusement assez rares, auxquelles il ne faut toucher qu'avec une certaine réserve ; l'hydrocèle, au contraire, maladie commune, mais peu grave, permet sans trop d'inconvénient des tentatives plus hardies. M. Roux relève ensuite une opinion émise dans la discussion par M. Rochoux et M. Gimelle, à savoir, que les synoviales seraient peu susceptibles d'irritation inflammatoire. Rien de moins rare, au contraire, que ces irritations, spécialement dans la synoviale scapulo-humérale ; des épanchemens s'y forment très souvent ; il s'y développe des fausses membranes, et une ankylose fréquemment méconnue en est la conséquence.

Abordant la question de l'hydrocèle en particulier, M. Roux fait remarquer qu'il y a quinze ans, nulle objection ne s'élevait contre les injections vineuses ; on les tenait pour excellentes ; soudain on s'est mis à les déprécier, et on a exalté à l'excès les injections iodées. Rien de plus naturel, assurément, et de plus digne d'éloge que le désir d'introduire en chirurgie des méthodes nouvelles ; mais pour y être autorisé, il faut, d'une part, avoir à reprocher aux méthodes anciennes des inconvéniehs réels ; et, d'autre part, s'être assuré, par des essais nombreux, par des comparaisons sur une grande échelle, que celles que l'on propose sont véritablement meilleures (1). « On ne s'est pas borné, continue M. Roux, à ébranler la confiance, jadis si complète, dans les injections vineuses, on a mis en question leur manière d'agir. Guérissent-elles en produisant l'adhérence ? M. Gimelle a paru en douter. En principe, il serait permis de dire qu'il n'y a en chirurgie qu'un bien petit nombre de guérisons que l'on puisse regarder comme irrévocables. Les seules ou à-peu-près qui aient ce caractère, sont celles que l'on obtient par la destruction ou la suppression de l'organe. » Appliquant ce principe à l'hydrocèle, M. Roux croit que le vin ne guérit si sûrement que parce qu'il produit l'adhérence.

Passant aux inconvéniens reprochés à l'injection vineuse, M. Roux établit qu'ils ne s'observent qu'accidentellement, et par exception, et supposent presque toujours ou une certaine négligence de la part de l'opérateur ou des particularités anatomiques rares, telles que l'éraillement de la tunique. M. Roux s'est toujours si bien trouvé des injections vineuses, qu'il n'a pas tenté les injections iodées ; il n'a donc à l'égard de celles-ci aucune expérience personnelle ; mais il sait des cas où elles ont échoué ; tout récemment encore, il a eu à opérer par le vin une hydrocèle que l'iode n'avait pas guérie. En fait, d'ailleurs, M. Roux attaque moins l'iode qu'il ne défend le vin, son efficacité constante et son innocuité.

En parlant des injections iodées, ajoute M. Roux, M. Gi-

____

(1) Qu'ai-je donc fait autre chose ?

mielle a été amené à dire qu'elles auraient l'avantage de ne
pas produire le gonflement du testicule au même degré que
le vin. A cela, il faut répondre que ce que l'on prend pour
un gonflement du testicule, n'est en réalité qu'un épanchement dans sa tunique, épanchement toujours en rapport de
volume et même de forme avec l'hydrocèle.

On a accusé l'injection vineuse de produire beaucoup de
douleur; cette douleur, au contraire, est généralement
faible, très supportable; loin d'être aiguë, comme on l'a dit,
elle tient de celle que produit la pression du testicule.
M. Roux n'a vu d'exception qu'une seule fois, sur un jeune
Russe, qui éprouva une très vive souffrance.

En résumé, M. Roux reste convaincu, par une très longue
expérience, des avantages des injections vineuses, et il ne
voit nulle raison de les abandonner dans la cure radicale
de l'hydrocèle pour chercher un autre moyen.

§ 9. M Jobert (de Lamballe).

Je regrette de ne pas avoir entendu la lecture du rapport
de M. Velpeau; mais la discussion importante qui a eu lieu
et les débats qui se sont élevés à ce sujet m'ont facilement
fait comprendre l'opinion de notre confrère sur les injections
iodées.

Trois objections principales ont été faites à la méthode
des injections iodées : 1° la récidive, 2° la gangrène, 3° l'intoxication.

J'examine successivement ces trois points :

Si l'expérience n'avait prononcé, si les faits n'avaient démontré u'à la suite de l'injection iodée la récidive a lieu,
le raisonnement seul suffirait pour en admettre la possibilité;
mais il ne s'agit pas de savoir si la récidive est possible,

mais il s'agit de savoir si elle est plus fréquente après l'injection vineuse. Or, c'est ce qui ne me semble pas prouvé, et je suis même disposé à croire qu'il en est et qu'il en sera autrement. Sur 70 opérés sur lesquels j'ai conservé des notes, je n'ai eu l'occasion d'observer qu'une récidive, et encore notre malade, qui offrait une hydrocèle volumineuse, s'est il trouvé dans des conditions toutes particulières. Une seconde ponction et une seconde injection, faite cette fois avec de la teinture iodée pure a amené une guérison complète. Il faut avouer d'ailleurs que l'injection iodée devra nécessairement, comme l'injection vineuse, échouer lorsqu'il existera des ossifications, un épaississement, etc. On sait qu'il existe deux classes bien distinctes d'hydrocèles, et qui exigent une thérapeutique différente. Dupuytren avait attiré l'attention des chirurgiens là-dessus, et ses principes étaient journellement mis par lui en pratique. J'admets aussi que lorsque l'hydrocèle est ancienne, volumineuse, qu'elle n'est pas transparente, il faut avoir recours à l'opération par incision et par excision, surtout si l'injection a été insuffisante (1). Il est bien entendu que c'est ici l'exception et non la règle. On est tout surpris de voir adresser à l'injection iodée une pareille objection, lorsqu'on sait que l'injection vineuse est fréquemment suivie de récidive, et même dans les cas les plus simples, sans parler de ce qui se trouve dans les auteurs. Je me bornerai à rapporter un fait qui démontre la vérité de ce que j'avance. Un jeune Anglais, qui portait une hydrocèle récente d'un côté, fut opéré à Londres par un chirurgien distingué. Une ponction et une injection vineuse furent faites.

______

(1) L'injection iodée ne m'a point fait défaut, même dans les cas exceptionnels indiqués par M. Jobert.

L'opération fut suivie de récidive. Une seconde injection vineuse fut suivie d'insuccès. Enfin, le chirurgien et le malade ne furent pas plus heureux une troisième fois. Découragé, comme cela arrive souvent après des insuccès semblables, le jeune malade, âgé de dix-neuf ans, quitta l'Angleterre, et vint consulter, à Paris, M. Velpeau et moi. Nous reconnûmes une hydrocèle récidivée. Un chirurgien de la capitale crut reconnaître une altération du testicule; il est vrai que la tumeur n'offrait aucune transparence, qu'elle était dure et sans fluctuation. Comme l'injection vineuse avait échoué, je ne crus pas devoir faire de nouvelles tentatives par l'injection iodée. Dès-lors, je proposai de faire une incision dans toute la longueur de la tumeur, d'exciser une portion de la tunique vaginale, et de guérir l'hydrocèle par seconde intention. Le malade accepta l'opération, qui fut pratiquée de la manière que je viens d'indiquer. Lorsque la poche fut ouverte, il s'écoula de la sérosité citrine et quelques débris de fausses membranes. J'excisai une portion de la tunique vaginale de chaque côté; elle était épaissie, tapissée à l'intérieur par des couches concentriques, membraniformes, fibro-cartilagineuses. Je pansai à plat, du gonflement survint, de la suppuration, et le malade guérit par seconde intention. Le testicule conserva le même volume que celui du côté opposé.

Voilà donc une observation qui démontre que l'injection vineuse peut être faite sans succès dans une hydrocèle simple, et qui prouve en plus qu'elle peut déterminer un travail inflammatoire sérieux qui s'oppose à la guérison.

L'objection que l'on adresse à l'injection iodée n'est donc pas sérieuse, en tant que récidive, puisqu'on peut avoir re

4.

cours à une seconde injection qui réussit ; et, au contraire,
comme on vient de le voir, l'injection vineuse, réitérée, produit un travail inflammatoire excessif, qui probablement
détruit le dépôt albumineux , et l'empêche d'établir une
fusion entre les parois de la tunique vaginale.

On a admis que la gangrène pouvait être la suite d'une
injection iodée. M. Babot a fait des expériences sur les animaux avec la teinture d'iode ; il est parvenu à déterminer la
gangrène du tissu cellulaire, en poussant ce liquide irritant
dans l'épaisseur de la cuisse d'un chien.[Une expérience qui
m'est propre vient confirmer jusqu'à un certain point les expériences qu'il a entreprises sur les animaux. Un nommé
Bigot, épicier, âgé de vingt-cinq ans, était affecté depuis trois
ans d'une hydrocèle du côté gauche, qui s'était montrée à la
fin d'une blennorrhagie.

La tumeur était plus grosse que le poing ; elle était irrégu-
lièrement bosselée et divisée à l'union du tiers supérieur
avec les deux tiers inférieurs par une rainure circulaire ; elle
était fluctuante, et distendait une partie du canal inguinal.
L'épididyme était engorgé.

Je pratiquai une ponction. Par la canule s'échappa une
grande quantité de liquide citrin, et immédiatement je fis
une injection de teinture d'iode pure. Au moment où le liquide pénétrait dans la tunique vaginale, le malade porta le
siége en arrière, et la canule que tenait un aide abandonna
la tunique vaginale, et vint se placer en dehors de celle-ci et
dans les parties molles du scrotum. Bientôt la teinture d'iode
s'infiltra dans le tissu cellulaire, et une douleur assez vive se
déclara. En conséquence, le liquide injecté, ne pouvant être
retiré, demeura en partie dans la tunique vaginale, et en
partie dans le tissu cellulaire du scrotum. Le lendemain, la

peau était rouge, distendue et douloureuse. Il survint de la fièvre, de la céphalalgie et de l'insomnie. Au bout de deux jours, le trouble fonctionnel disparut. Une eschare de l'étendue d'une pièce de 2 francs se dessina autour de la piqûre du trois-quarts; elle s'entoura d'un cercle éliminatoire. Enfin, celle-ci se sépara à-peu-près douze jours après l'opération, et en tombant elle entraîna avec elle un large lambeau de tissu cellulaire gangréné. La peau, dénudée par le fonte du tissu cellulaire sous-cutané reste décollée dans une grande étendue. Ce décollement ayant été détruit par une incision, la tumeur diminue graduellement de volume, la plaie bientôt se déterge, puis se recouvre de bourgeons charnus.

Ce fait démontre que la gangrène peut être la suite d'une injection faite avec la teinture iodée pure (1). Mais des expériences ont démontré qu'un semblable accident ne survenait pas lorsque la teinture était mélangée avec de l'eau. Disons, enfin, qu'il faut que ce liquide irritant soit injecté dans le tissu cellulaire pour qu'il produise de semblables désordres, car tous les jours je fais des injections avec la teinture d'iode pure à la dose de 128 grammes dans la tunique vaginale, et je n'ai jamais observé de traces de gangrène. Maintenant encore, j'ai dans mon service deux malades qui ont été opérés de cette manière, qui sont presque guéris sans avoir éprouvé le moindre accident.

Lorsque le vin est injecté dans le tissu cellulaire, on observe des accidens infiniment plus graves, tant sous le rap-

(1) On conçoit, en effet, que la teinture d'iode pure, infiltrée dans le tissu cellulaire, puisse et doive gangréner les tissus, quoique l'eau iodée ne produise *en général* rien de semblable. Aussi n'ai-je fait mes expériences qu'avec ce dernier liquide.

port de l'intensité du travail inflammatoire que sous celui de l'étendue de la gangrène, qui envahit une grande surface de la peau et du tissu cellulaire. Bien plus, l'injection vineuse peut produire une gangrène grave de l'intérieur vers l'extérieur, et jamais on n'a eu l'occasion d'observer rien de semblable par l'*injection iodée pure*, et probablement que l'on n'aura jamais l'occasion de la rencontrer, le travail inflammatoire se maintenant toujours dans de justes limites, ainsi que des faits me l'ont appris et me l'apprennent tous les jours. Par l'injection iodée mélangée à de l'eau, qui expose quelquefois à la récidive, on n'a jamais eu l'occasion de voir la gangrène se manifester dans le tissu cellulaire.

La gangrène est donc rare après l'injection iodée et fréquente et grave après l'injection vineuse.

On a prétendu que l'injection iodée pouvait être suivie d'empoisonnement, et on a rapporté des expériences de M. Babot qui semble confirmer dans cette manière de voir. Ce jeune médecin a vu, en effet, les chiens succomber après l'injection de la teinture iodée. En admettant qu'il en est ainsi, peut-on croire qu'il en sera ainsi chez l'homme? Avant d'aller plus loin, il s'agit d'abord de savoir si l'absorption peut s'exercer sur la teinture iodée. Pourquoi en serait-il autrement? Ne voit-on pas tous les jours l'eau alcoolisée, l'eau-de-vie camphrée et les poisons les plus irritans et même caustiques, être absorbés et produire un trouble fonctionnel grave ou la mort, soit qu'il y ait eu absorption directe, soit que le poison ait pénétré par endosmose. Certes, si des phénomènes d'intoxication se remarquent quelquefois à la suite de la cautérisation avec le nitrate acide de mercure, il est certain que l'absorption va bien mieux s'exercer encore sur un liquide comme la teinture iodée.

Mais enfin il ne suffit pas que la raison seule admette la possibilité de l'absorption, mais il faut que sur l'homme des phénomènes d'empoisonnement aient existé pour regarder l'injection iodurée comme délétère, nuisible et dangereuse. Or, rien de semblable ne s'est offert à moi, et cependant j'ai fréquemment injecté de la teinture iodée pure dans des cavités absorbantes, sans avoir pu observer le moindre trouble fonctionnel qui pût attester la fâcheuse influence de ce médicament. Je sais que l'on peut dire que si les symptômes d'empoisonnement ne se sont pas déclarés, cela tient à ce que le liquide a été promptement évacué, mais nous répondrons que dans le cas où la teinture iodée est demeurée dans les bourses et dans la tunique vaginale, rien de semblable n'a eu lieu, et que, dans d'autres circonstances, j'ai laissé la teinture d'iode assez long-temps, depuis une jusqu'à dix minutes, avant d'être évacuée pour que des phénomènes toxiques pussent avoir lieu si ce médicament offrait tous les poisons délétères qu'on lui suppose.

Cette objection ne me semble donc pas plus sérieuse que les précédentes, et je crois qu'elle ne doit être prise en considération qu'avec une grande réserve.

Pour être aussi complet que possible, aussi juste qu'équitable envers les injections iodées et vineuses, et pour rendre le parallèle complet entre elles, il est important de considérer sous d'autres points de vue les accidens auxquels elles peuvent donner lieu.

Après l'injection vineuse, il existe des douleurs vives, violentes, le plus ordinairement qui retentissent dans les reins, et qui vont quelquefois jusqu'à produire un trouble fonctionnel grave ; elles peuvent se prolonger plusieurs heures, une journée même. Bientôt, à ces douleurs en succèdent d'autres qui appartiennent au travail inflammatoire qui s'est établi dans la tunique vaginale. Elles peuvent aller en augmentant pendant cinq à six jours, et puis elles diminuent, à moins que l'inflammation ne fasse des progrès.

A la suite de l'injection iodée, ces douleurs sont presque toujours peu intenses, toujours supportables et rarement excessives. Quant à celles qui accompagnent le travail inflammatoire, elles sont à-peu-près nulles, à cause des justes limites dans lesquelles il se maintient.

Après les injections vineuses, il existe toujours une tuméfaction douloureuse à la pression, presque toujours accompagnée de rougeur aux tégumens, et par l'injection iodée pure ou mélangée; c'est une tuméfaction peu douloureuse à la pression (si bien que les malades peuvent marcher le lendemain de l'opération), et fluctuante. Dans l'une, le travail inflammatoire est sur le point d'amener de la suppuration, et dans l'autre elle me paraît impossible; quoique j'aie injecté de la teinture iodée pure, je n'ai jamais observé le moindre symptôme qui ait pu faire craindre un semblable résultat.

Après l'injection vineuse, on observe souvent des abcès qui retardent beaucoup la guérison; rien de semblable ne se rencontre après l'injection iodée.

On a vu des résultats plus graves encore. On a vu la mort être la suite d'une injection vineuse. Un chirurgien habile, qui fait partie de cette Académie, a rencontré, sur un homme qui avait succombé à cette opération, du pus dans le péritoine et une plébite des veines du cordon.

Les objections qui ont été adressées à l'injection iodée nous semblent bien plutôt appartenir à l'injection vineuse. Je me prononce donc en faveur de l'injection iodée.

Pour montrer combien l'injection iodée est utile et avantageuse, et combien elle sera avec avantage généralisée pour obtenir l'oblitération de poches accidentelles, je ferai passer sous les yeux de l'Académie quelques faits qui méritent de l'intérêt.

J'ai injecté la teinture iodée pure dans des abcès froids; dans des kystes du poignet, du cordon, dans des poches hydatiques et les testicules tuberculeux.

Kyste du cordon. — J'ai fait une injection de teinture iodée pure dans un kyste du cordon sur un enfant de six ans; il n'est survenu aucun accident inflammatoire, et l'oblitération a été complète.

Testicule tuberculeux. — Plusieurs fois à l'hospice, et une fois en ville, j'ai obtenu des résultats satisfaisans de l'injection iodée pure faite dans la tunique vaginal. On sait que dans cette grave maladie il se dépose de la sérosité dans la portion de la tunique vaginale non oblitérée, comme dans le péritoine lorsqu'il existe une altération des viscères de cette cavité. Cette hydrocèle symptomatique a été rencontrée par moi sur tous les malades qui portaient des affections tuberculeuses des testicules. La quantité de sérosité est plus grande lorsqu'il n'existe pas de nombreuses fistules, que lorsque la tunique vaginale est trouée par un grand nombre d'orifices fistuleux. La ponction et l'injection de teinture iodée augmentent évidemment l'absorption, soit par une action directe sur le testicule, soit par l'intermédiaire de la circulation. Le scrotum se tuméfie, et ensuite il va en diminuant, puis la suppuration se tarit, le dégorgement s'opère, les malades se rétablissent assez promptement. Dans ce casci, la teinture iodée est pour moi un dissolvant admirable (1).

(1) Ces faits de M. Jobert sont complétement d'accord avec les

Abcès froids. — L'injection iodée a réussi admirablement
à oblitérer la cavité de vastes abcès froids que l'on a l'habitude de traiter par de larges incisions ou des applications de
potasse. On sait combien d'accidens suivent ces opérations,
et lorsque les malades guérissent après une suppuration prolongée, après une fièvre violente, il demeure à la surface de
la peau des difformités, des cicatrices qui attestent l'existence d'une ancienne maladie; par les injections iodées,
nous avons prévenu tous ces accidens. Nous rapporterons en
quelques mots trois faits qui viennent à l'appui de cette manière de voir.

Un cordonnier nommé Sautalier, âgé de vingt-trois ans,
entra à l'hôpital Saint-Louis, le 14 mai 1845; cet homme,
d'une constitution scrofuleuse, a été, à différentes reprises,
affecté d'abcès froids peu étendus, et qui se sont guéris
spontanément; ils se présenta à l'hôpital pour s'y faire traiter d'un vaste abcès situé à la partie postérieure de la cuisse
droite, étendu depuis le pli de la fesse jusqu'au jarret, et
dont il est affecté depuis trois mois. Cet abcès demeurant
stationnaire malgré l'emploi des bains sulfureux, des frictions
avec la pommade iodurée, je me décidai à tenter la ponction
de la tumeur suivie d'une injection iodée. Je pratiquai cette
opération le 25 juin; il s'écoula par le canal du trois-quarts
quatre à cinq palettes de pus mal lié; j'injectai dans ce foyer
125 grammes de teinture d'iode pure. — Onze jours après,
le foyer est presque complétement rempli, la tumeur ne présente aucune trace d'inflammation. — Nouvelle ponction,

miens. L'injection iodée guérit en effet très bien l'engorgement
tuberculeux en même temps que l'hydrocèle, chez une foule de
sujets.

suivie de l'injection de 150 grammes de teinture iodée (5 juillet).

Le foyer ne se laissa plus distendre par ce pus ; la petite plaie du trois-quarts resta fistuleuse et versa du pus pendant long-temps, mais en petite quantité. Le recollement des parois s'opéra et fut complet à la fin du mois d'août. — Je gardai le malade à l'hôpital pendant plusieurs mois encore pour modifier sa constitution par des amers et des bains sulfureux ; je pus m'assurer de sa guérison qui ne s'était pas démentie le 11 décembre, époque à laquelle le malade quitta l'hôpital.

Le nommé Thorion, âgé de trente-neuf ans, portait sur la partie latérale gauche du cou une tumeur fluctuante étendue depuis l'apophyse mastoïde jusqu'à la clavicule ; c'est en cet état qu'il se présenta à l'hôpital le 28 septembre 1845. La tumeur s'est développée lentement, son début remonte au mois de décembre 1841 ; elle paraît être le résultat de ganglions suppurés. — En mon absence, une ponction évacuatrice avait été faite, la tumeur s'était rapidement reproduite et avait le volume de la tête d'un fœtus à terme, lorsque je repris le service. — Alors je fis (10 octobre) une ponction qui évacua un liquide purulent mélangé à du sang, je poussai dans le foyer une injection composée de 128 grammes de teinture d'iode pure. — La piqûre du trois-quarts se cicatrisa par première intention ; la tumeur reprit un volume à-peu-près égal à celui qu'elle avait avant l'opération, mais dans ses parois s'établit un travail d'absorption par suite duquel la tumeur s'affaissa graduellement sans présenter de symptômes inflammatoires notables. Le malade quitta l'hôpital le 28 novembre ; la tumeur avait complétement disparu, il restait, au lieu qu'elle avait occupé, quelques petits ganglions engorgés.

Le troisième fait est relatif à un abcès froid développé sur la paroi latérale droite du thorax, sur un jeune homme de vingt-et-un ans, qui entra à l'hôpital Saint-Louis le 2 décembre dernier. Cet abcès, du volume du poing, a commencé à se former il y a huit mois ; comme dans les cas précédens, j'employai chez ce malade la ponction et l'injection de 128 grammes de teinture d'iode pure. L'opération fut faite le 5 décembre ; le lendemain, la tumeur avait repris le volume qu'elle avait avant l'opération ; le 7, la piqûre du trois-quarts se rouvrit, et donna issue à un liquide épais et couleur chocolat ; cet écoulement continua pendant quelques jours encore, la tumeur s'affaissa ; le 14, la piqûre du trois-quarts était cicatrisée, la tumeur, réduite à un petit volume, était plus compacte, et diminuait à vue d'œil. Le malade sortit guéri le.....

Kyste du poignet. — Les kystes qui se développent derrière le ligament annulaire du carpe, et qui causaient un juste effroi au chirurgien par les suites graves qui étaient la conséquence des opérations pratiquées sur eux, peuvent être maintenant attaqués sans danger par le trois-quarts et la teinture iodurée. En quelques mots, nous allons rapporter un fait qui s'est offert à nous il y a peu de temps :

Le nommé Corbin, âgé de dix-huit ans, se fit, il y a trois ans, une foulure au poignet droit à la suite de laquelle l'articulation resta douloureuse et tuméfiée. Lorsqu'il entra à l'hôpital Saint-Louis, au mois d'août 1845, il portait à la face palmaire du poignet une double tumeur en forme de bissac étendue depuis le milieu de la paume de la main jusqu'à deux travers de doigt au-dessus de l'articulation radio-carpienne. Cette tumeur était fluctuante, et l'on faisait passer à volonté le liquide qu'elle contenait de la poche supérieure dans la poche inférieure. Le déplacement du liquide donnait au toucher la sensation d'un frottement comparable au bruit de chaînon.

La tumeur ayant été ponctionnée avec un trois-quarts à hydrocèle, donna issue à une cuillerée de liquide jaunâtre et visqueux, et à une centaine de petits corps étrangers blanchâtres, d'une dureté presque cartilagineuse, et ayant un volume variable entre celui d'une tête d'épingle et celui d'une petite fève. Une injection de teinture iodée pure fut poussée dans la cavité du kyste sans que le malade accusât la moindre douleur. Toutefois, l'injection fut suivie de gonflement du poignet, de douleurs assez vives et de quelques phénomènes fébriles qui furent combattus par la saignée, une application de sangsues, et postérieurement une onction avec la pommade au nitrate d'argent.

L'inflammation parut d'abord se calmer, mais elle se réveilla au bout de cinq jours, et s'accompagna de quelques symptômes d'angioleucite qu'une seule onction faite avec la pommade au nitrate d'argent arrêta complétement dans l'espace de vingt-quatre heures. Au vingt-cinquième jour de l'opération, la tumeur du poignet avait entièrement disparu, et le malade, radicalement guéri, quittait l'hôpital (1).

Je pourrais citer d'autres faits qui démontrent les avantages que l'on peut retirer des injections iodées, mais je terminerai en disant que l'on doit de la reconnaissance à ceux qui ont enrichi la thérapeutique chirurgicale d'un moyen aussi précieux.

(1) Ce fait est analogue à ceux que je possède de mon côté et les fortifie.

§ 10. M. Gerdy.

Il rappelle que, dans l'une des précédentes séances, il a qualifié de téméraire et imprudente la chirurgie qui ose conseiller les injections iodées dans les articulations et les grandes séreuses. Il persiste dans cette qualification, et pense que l'Académie ne saurait encourager un telle chirurgie, qui opère sur l'homme avec la même hardiesse que l'on expérimente sur les animaux. Mais il déclare qu'en s'exprimant de la sorte, il n'a eu aucune intention désobligeante pour M. Velpeau.

Répondant ensuite à l'argumentation de M. Jobert, il soutient que les récidives sont loin d'être rares après les injections iodées. Il cite M. Martin, de Calcutta, qui avait opéré par cette méthode des centaines d'hydrocèles bien longtemps avant que l'on y eût songé en France. J'opère de la sorte depuis 1834 ou 1835. M. Martin, qui employait précisément les doses que recommande M. Velpeau, aurait observé un grand nombre de récidives (1). Il en serait de même de M. Oppenheim, de Hambourg, grand partisan cependant des injections iodées, et de M. Fricke, chirurgien de la même ville ; ce dernier aurait même très promptement renoncé à leur emploi. M. Jobert a été singulièrement heureux de n'avoir qu'une seule récidive sur soixante-dix cas. M. Gerdy en a observé souvent, et dans une proportion beaucoup plus grande que par le vin ; il ne saurait accorder dès-lors que les injections iodées puissent, sous ce rapport, mériter la préférence.

A l'égard de la gangrène niée par M. Jobert, elle a été ob

______

(1) Une sur cent, pas davantage.

servée à Calcutta ; les expériences sur les animaux prouvent d'ailleurs qu'elle est un des effets de l'iode.

L'intoxication ne saurait être contestée ; l'iode se retrouve dans les urines ; M. Rayer l'y a constatée plusieurs fois. On répond que, malgré cette absorption, il n'y a pas de symptôme d'empoisonnement. Erreur ! M. Fricke en a vu de manifestes ; il a vu des symptômes typhoïdes. C'est également une erreur de prétendre que les injections iodées ne produisent pas de douleur ; elles en produisent : dire si c'est plus ou si c'est moins que le vin est difficile ; cela dépend sans doute des individus. En résumé, avec l'iode mêmes chances ou chances plus nombreuses de récidive qu'avec le vin, douleurs aussi grandes, même danger de gangrène, et, par-dessus tout, intoxication.

Si l'iode est dangereux dans la tunique vaginale et les articulations, il le serait à plus forte raison dans les grandes séreuses ; c'est là essentiellement de la chirurgie imprudente et téméraire. Il en est de même pour les grands abcès ; ce serait exposer le malade à l'intoxication.

Examinant à son tour le mode de guérison de l'hydrocèle, M. Gerdy n'oserait pas affirmer, avec M. Roux, que l'adhérence de la tunique vaginale en soit la condition indispensable ; il est porté à croire, au contraire, que cette guérison peut très bien avoir lieu, la cavité séreuse subsistant.

M. Gerdy termine en disant que l'on est d'autant moins autorisé à employer contre l'hydrocèle des moyens dangereux, que cette maladie guérit avec les liquides les plus innocens, l'eau simple, chaude ou froide, l'eau alcoolisée, l'eau salée, l'eau aluminée, etc. Maintes fois, M. Gerdy a employé un *séton-fil*, passé avec une simple aiguille, et il a réussi aussi bien qu'avec les injections. Pourquoi, entre tant

de moyens, s'attacher précisément à celui qui est dange
reux ?

§ 11. M. Velpeau.

M. Roux veut absolument que selon moi l'injection iodée
guérisse l'hydrocèle sans oblitérer la tunique vaginale. Ce
n'est point là ma manière de voir. J'ai simplement dit à pro-
pos de l'ankylose : « Ayant cru remarquer qu'après l'opération de l'hydrocèle la tunique vaginale ne s'oblitère pas *toujours*, ou se reproduit *quelquefois* après avoir été oblitérée, etc. » Encore dois-je ajouter que ce doute s'applique à
toutes les espèces d'injections irritantes et non à l'iode en
particulier. Ce doute, fondé sur quelques observations ex-
ceptionnelles, est resté dans mon esprit à l'état de simple
doute, par la raison que chez deux malades, morts long-
temps après avoir été traités d'une hydrocèle par l'injection
iodée, j'ai trouvé leur tunique vaginale complétement oblitérée. M. Roux veut aussi qu'il n'y ait de guérison réelle de
l'hydrocèle qu'à la condition de cette oblitération. Là-dessus,
il ne m'est pas possible de partager son avis. C'est comme si
l'on soutenait qu'une pleurésie, une ascite, qu'une péricar-
dite n'est pas guérie *radicalement*, parce que la cavité
close, siége du mal, ne s'est pas complétement fermée. Les
deux malades de M. Gimelle, qui ont été repris d'hydrocèle
au bout d'un an, n'avaient-ils pas été aussi bien guéris que
ne l'eussent été de leur hydrothorax des malades repris d'é-
panchement pleurétique après la disparition de leur première atteinte ?

Sans blâmer formellement l'injection iodée, M. Roux dit
qu'elle expose plus à la récidive que le vin, et qu'il a eu l'occasion de guérir récemment par l'injection vineuse une hydrocèle qu'on avait opérée par l'injection iodée. Mais que

prouve un fait pareil? Y a-t-il un remède qui réussisse constamment? Ai-je jamais dit que la récidive était absolument
impossible après l'injection iodée, et M. Roux oserait-il dire
que l'injection vineuse n'échoue jamais? Pour l'édifier à ce
sujet, je me permettrai de retourner son argument et de lui
apprendre qu'en 1834 ou 1835, quand j'eus l'honneur de lui
succéder à l'hôpital de la Charité, je trouvai dans le service
deux malades opérés de l'hydrocèle par lui au moyen du vin
chaud, et chez lesquels l'insuccès avait été si complet qu'il me
fallut les soumettre à l'injection iodée au bout de quelques
semaines, injection qui les guérit radicalement. Ces récidives, après l'injection vineuse, sont d'ailleurs loin d'être rares,
M. Roux le sait bien, et j'aurai l'occasion plus tard de dire
combien j'en ai rencontré qui ont été traitées secondaire-
ment et avec succès par l'injection iodée.

M. Roux m'accuse sans cesse d'avoir exagéré les inconvéniens du vin chaud. Là-dessus encore il est complétement
dans l'erreur. Ce n'est pas moi qui ai rembruni le tableau
sous ce rapport. J'ai, au contraire, toujours soutenu que l'injection vineuse était une excellente méthode, et pour calmer mon honorable maître sous ce rapport, il me suffira,
j'espère, de lire le paragraphe suivant d'un de mes écrits
déjà ancien : « Personne ne conteste aujourd'hui l'efficacité
des injections vineuses dans les cas d'hydrocèle simple. Cette
méthode, en effet, est facile à mettre en usage, elle n'expose
presque à aucun danger et donne en peu de temps des guérisons sûres. »

Mais si je n'en ai rien dit de mal, pour mon compte je n'ai
pas pu m'empêcher de voir, de constater par moi-même l'exactitude de ce qu'en ont dit les autres; voici par exemple, ce
que dit un des partisans de cette méthode, que M. Roux

trouve si douce, si bénigne : « Si certains malades n'éprouvent aucune douleur, il en est d'autres qui souffrent horriblement : on a la plus grande peine à les contenir ; leur face
pâlit ; des tendances à la syncope se manifestent ; il semble
qu'une inflammation violente va survenir » (*Gaz. des Hôpitaux*, 20 avril 1834).

En voici un autre : « Pendant le séjour du liquide chaud,
le malade éprouve de vives douleurs dans l'aine, le ventre,
les régions lombaires, sur le trajet des nerfs testiculaires. »
Celui-là parle en outre de la gangrène des bourses, de la dé-
nudation des testicules, des accidens généraux, et de la mort,
puis de l'inflammation des veines du cordon, de la péritonite, etc. De toutes parts on me demande quel est cet auteur ;
ce n'est pas moi, messieurs, qui parle ainsi, c'est un partisan
de l'injection vineuse, c'est M. Blandin (1).

M. Roux, enfin, s'étonne que j'aie proposé une méthode
pareille, quand on en possède déjà de si bonnes et avant d'a-
voir des faits comparatifs en nombre suffisant. Mais, en vérité, M. Roux n'y pense pas, ou plutôt M. Roux n'a pas eu
l'occasion de lire ce que j'ai publié là-dessus. Autrement il
saurait que c'est après avoir fait l'examen comparatif dont il
parle que j'en suis venu à préférer les injections iodées aux
injections vineuses. N'ai-je pas été témoin des injections vineuses, et n'en ai-je pas fait usage pendant quinze à vingt
ans, dans tous les services, dans le service de M. Roux en
particulier, où je me suis trouvé, soit comme étudiant, soit
comme chirurgien? C'est précisément parce que j'ai comparé
toutes les méthodes de traitement de l'hydrocèle les unes aux
autres que j'ai maintenant une opinion si bien arrêtée sur la

______

(1) *Dict. de méd. et de chir. pratiques*, t. x.

valeur des injections iodées. Je possède aujourd'hui plus de 400 exemples de cette opération, et M. Roux, qui me demande des faits, ne veut pas que j'aie le droit de la donner comme bonne?

M. Gerdy soutient comme moi qu'une hydrocèle peut guérir sans oblitération de la tunique vaginale. Je suis enchanté de le trouver enfin une fois de mon sentiment. Il aurait fallu, dit-il essayer d'autres moyens, faire comme lui. Mais les essais dont il parle, ses petits sétons, ses injections de liquides variés, il ignore donc que je les ai expérimentés long-temps avant lui, et que j'ai publié le résultat de ces premières tentatives (1)! Tout ce qu'il vient de dire à ce sujet, les chirurgiens le savent. La question n'est point du tout de savoir si l'on peut guérir l'hydrocèle avec tel ou tel moyen, puisqu'on réussit de toutes les façons, mais bien de savoir par quelle méthode on réussit le mieux et avec le moins d'inconvéniens. La meilleure méthode pour mes adversaires, c'est l'injection vineuse; moi je dis que c'est l'injection iodée, et je le dis en m'appuyant sur plus de 400 observations diverses, observations qui me permettent d'affirmer que ce genre d'injection cause moins d'accidens et produit des guérisons pour le moins aussi sûres et en aussi forte proportion que l'injection vineuse, que toute autre espèce de traitement connu jusqu'ici. Sur quels faits se fondent d'ailleurs les objections de M. Gerdy? Aucun n'est authentique. Il fait dire aux auteurs étrangers que la récidive est fréquente après l'injection iodée. Or, les auteurs qu'il cite affirment tous le contraire. Il raconte sérieusement l'histoire d'un malade qui, après s'être promené de clinique en clinique, a voulu être opéré par l'injection vineuse; il a entendu parler de quelques autres faits mal-

(1) *Arch. gén. de méd.*, 1837.

5.

heureux qu'il ne spécifie point.Mais ce n'est pas avec de pareils faits qu'on peut affaiblir ce que j'ai dit des injections iodées.

Comment notre collègue revient-il encore sur l'action prétendue toxique de l'iode? Il se trompe d'ailleurs en disant que je n'ai point parlé de cette question; je m'en suis occupé, le texte de mon rapport le prouve assez, avant que personne en eût la pensée. L'iode peut être absorbé : en effet, les urines de beaucoup de malades m'en ont donné la preuve; mais c'est du deuxième au sixième jour presque exclusivement qu'on trouve de l'iode dans les urines des malades opérés comme je l'indique. En supposant que l'iode soit un poison, toujours est-il que, *dans aucun cas, chez aucun malade*, il n'est rien survenu jusqu'ici qui puisse en donner l'idée. D'ailleurs, combien reste-t-il ainsi d'iode dans le kyste injecté? Une cuillerée de teinture suffit en mêlant cette teinture au double de son volume d'eau. Une partie de l'iode se précipite; on n'en laisse pas dans le kyste plus d'un quart, et cette quantité, si tant est qu'elle soit résorbée en entier, ne passe dans le torrent circulatoire qu'insensiblement, dans l'espace de plusieurs jours! Vous craignez l'empoisonnement par l'injection iodée? Et pourquoi donc alors n'en parlez-vous pas à l'occasion de ce qui se consomme journellement de ce médicament donné à l'intérieur pour tant de maladies et à doses si considérables?

N'ayant point de faits recueillis sur l'homme à l'appui de votre proposition, vous invoquez quelques expériences faites sur des chiens. Examinons encore la question sous ce point de vue. Ces expériences, je les ai faites aussi, moi, de mon côté et avant vous; j'ai injecté de la teinture d'iode dans le tissu cellulaire, et dans le péritoine d'un certain nombre de chiens, et je n'ai rien observé de semblable à ce qu'on apublié depuis. A quoi cela peut-il tenir? Je ne sais, mais je ne puis m'empêcher de remarquer le peu de précision des observations dont parle M. Gerdy. Les chiens étaient-ils jeunes ou vieux, grands ou petits, sains ou malades? Rien de tout cela n'est dit. Est-ce avec un trois-quarts ou avec un bistouri qu'on a perforé les tissus? est-ce par une ponction ou par une incision qu'on a fait l'injection! Voyez enfin, c'est une toute petite quantité de 160 *grammes d'eau iodée qu'on injecte ainsi dans la cuisse d'un griffon?* Etonnez-vous maintenant qu'un animal de cette taille, qui a reçu une pareille quantité de liquide dans sa patte, éprouve des accidens! Vous vous étonnerez davantage, j'imagine, qu'on se serve de pareils faits pour infirmer ceux que j'ai avancés.

On soutient maintenant que l'injection iodée est très douloureuse et que le vin chaud ne l'est pas. D'abord je n'ai point dit que l'injection iodée ne causât jamais de douleurs. J'ai avancé, et je soutiens, qu'*ordinairement* les malades n'en témoignent que peu. Si vous en vouliez des preuves personnelles, je citerais ici un malade de la connaissance de M. Mérat, deux cliens de M. Dubois (d'Amiens), un ami de M. Alard, deux cliens de M. Goupil, un client de M. Moussel, etc.; j'invoquerais le témoignage de M. Villeneuve, de M. Andral et d'une foule d'autres. Au demeurant, la douleur causée par l'injection iodée est notablement moindre que par l'injection vineuse.

Mais enfin, à quoi donc tient la grande irritation de M. Gerdy? Et pourquoi est-il si complaisant pour les faits qui lui semblent diminuer la valeur des injections iodées? Le nom même de cette méthode le courrouce, le contrarie à tel point qu'il a cru, dit-il, devoir publier les résultats de son expérience « pour modérer l'enthousiasme vraiment inexplicable qu'on affecte pour les injections iodées (1). »

Vous le voyez, l'enthousiasme causé par ce remède le gêne, l'offusque ; il s'en offense au point de publier prématurément ses expériences ! Ne serait-ce pas aussi parce que les injections iodées offusquent l'auteur de la thèse citée par M. Gerdy, et qui paraît être très au courant des pensées de notre collègue, que l'iode à si maltraité les chiens dont il a été question tout-à-l'heure? Il n'est pas jusqu'à M. Fricke qui ne se soit trouvé dans d'assez mauvaises conditions morales pour apprécier aussi la valeur des injections iodées avec impartialité. Cette méthode venait d'être essayée par M. Oppenheim, qui en avait obtenu les mêmes résultats que moi. Or, qui sait si M. Fricke, qui est le collègue de M. Oppenheim, n'a pas voulu, de son côté, modérer l'enthousiasme que causaient les injections iodées à Hambourg? Toujours est-il que ses observations sont peu concluantes, car il dit qu'il y a récidive et il réopère ses malades parce qu'ils ne sont pas guéris au bout de douze ou quatorze jours ; est-ce que les hydrocèles traitées par le vin chaud sont toutes guéries en douze jours? Puis il commence par une solution de 1 ou 2 gros de teinture d'iode pour 6 onces d'eau, quand nous employons, nous, généralement un tiers ou la moitié de teinture iodée.

Je ne pensais pas que M. Gerdy aurait eu la pensée de revenir sur sa classification des chirurgiens. Ce n'est pas à moi, dit-il, que s'adresse son blâme sur les chirurgiens téméraires. Mais à qui donc alors s'adresse-t-il? Pour mon compte, je n'ai point l'habitude d'éluder les questions. C'est moi qui préconise les injections iodées : or, selon M. Gerdy,

_____

(1) *Arch. gén. de méd.*, 3º et nouvelle série, t. 1, p. 71.

les injections iodées, dans les jointures surtout, sont le fait
d'une chirurgie imprudente et blâmable ; j'appartiens donc
évidemment à la chirurgie imprudente et téméraire. Je ne vois
pas que M. Gerdy puisse sortir de là. Admettons, au reste,
que ces paroles ne s'adressent pas à moi ; je n'en prends pas
moins le parti de les relever au nom de ceux que cela regarde, attendu que ces récriminations personnelles sont à
mon sens une mauvaise argumentation. Des chirurgiens
prudens et des chirurgiens téméraires ! Mais ne pourrais-je
pas à mon tour en signaler une troisième classe, les chirurgiens *tardigrades*, c'est-à-dire qui ne font rien, et qui veulent
empêcher les autres d'agir ? Il est bien entendu qu'en signa-
lant cette catégorie, je ne fais pas plus allusion à M. Gerdy
qu'il n'a pensé à moi en parlant des chirurgiens téméraires.
Je ne suis pas, du reste, venu demander à mes collègues, à
M. Gerdy surtout, la permission de faire ce qui me paraît
convenable. Je suis tout simplement venu exposer à l'Académie le résultat de mes recherches. Si ces messieurs m'ap-
prouvent et veulent m'imiter, j'en serai heureux sans doute ;
mais enfin, dans le cas contraire, je n'en serai pas moins
disposé à continuer mes essais et ma pratique comme par le
passé. Une permission à ce sujet ne m'eût point été accordée
par M. Gerdy. Les injections iodées, c'est quelque chose de
trop téméraire. Si je fusse venu lui demander à essayer certaine opération pour la cure radicale des hernies (des hernies, simples infirmités qu'un bon bandage soutient suffisamment), opération qui ne réussit guère, qui a fait mourir 4
malades sur 60, il me l'aurait accordé sans doute. Mais bri-
sons là-dessus, et que l'Académie me pardonne cette petite
récrimination, qu'il me sera permis, j'espère, de ne pas re-
nouveler.

§ 12. M. Bérard.

M. Bérard croit de son devoir de faire connaître le résultat de son expérience personnelle. Dans le principe, il accueillit avec une sorte de défaveur des injections iodées. Mais ne voulant pas juger sans examen, il les essaya ; depuis lors, il n'en a pas employé d'autres, c'est-à-dire que tout d'abord il leur reconnut des avantages réels. Il les a employées dans des cas divers, hydrocèle ordinaire, hydrocèle enkystée, bronchocèle ou goître aqueux, kystes hydatiques du poignet, hydarthrose du genou, etc.; il se sert ordinairement d'un mélange à parties égales d'eau et de teinture d'iode, jamais de sa teinture seule. Examinant d'abord la question du point de vue de l'*innocuité*, il dit que dans aucun cas, absolument dans aucun, il n'a vu ni accidens locaux ni accidens généraux ; jamais de gangrène, pas même quand l'injection a été poussée par accident dans le tissu cellulaire des dartos.

Les effets observés ont consisté uniquement dans une douleur modérée, une inflammation légère, un peu de fièvre ; chez quelques malades, une saveur d'iode, mais sans aucun symptôme d'empoisonnement. Ces effets n'ont pas été autres, ils n'ont eu rien de plus grave quand l'injection iodée a été faite dans des kystes du cou, dans le bronchocèle, tandis que, comme on le sait depuis les tentatives de Maunoir, de Genève, les injections vineuses produisent dans cette dernière maladie les accidens les plus fâcheux.

Les injections iodées sont donc d'une complète innocuité. Passant ensuite à la question d'*efficacité*, M. Bérard dit que, sur 150 à 200 hydrocèles ordinaires qu'il a eu occasion d'opérer, il n'est arrivé à sa connaissance que trois récidives bien avérées, et qu'on en a été quitte dans ces trois cas pour recommencer l'opération. S'il y a eu des insuccès plus nombreux, ils ont été fournis par des malades sortis de l'hôpital, et que l'on a perdus de vue.— Ce n'est pas seulement dans les hydrocèles ordinaires que les injections iodées ont réussi ; elles ont réussi tout aussi bien dans l'hydrocèle enkystée, regardée généralement comme plus difficile à guérir. Il en a été de même des deux cas de bronchocèle ou hydrocèle enkystée du cou, traitée par M. Bérard à l'aide de ces injections ; la guérison a été complète et sans accidens. M. Bérard n'a pas été aussi heureux dans les hydropisies articulaires ; ce n'est pas qu'il ait eu des accidens, seulement la maladie n'a pas guéri.

§ 13. M. Blandin.

Messieurs, quoique le fait de M. J. Roux de Toulon, qui a été notre point de départ, ne soit plus qu'un élément secondaire de la discussion générale qui est engagée devant vous, je m'en applaudis comme M. Bérard, car la méthode des injections iodées sera jugée tout entière, et c'est là une question pratique dont l'importance ne saurait être contestée par personne.

Aussi bien, cette méthode opératoire n'a pas encore été examinée par l'Académie, elle n'a pas subi l'important contrôle d'une discussion publique, et peut-être en a-t-elle besoin avant d'être adoptée définitivement.

Qu'on ne craigne pas, du reste, avec M. Rochoux, que ce débat demeure stérile : il ne saurait en être ainsi ; les faits qui sont en cause seront produits successivement par chacun de nous ; le public médical en fera de lui-même sortir les conséquences ; d'ailleurs, il suffit de se rappeler les résultats encore récens de plusieurs des discussions générales qui ont eu lieu dans cette enceinte pour être parfaitement édifié à cet égard; en effet, qui pourrait nier l'influence qu'a eue la discussion relative aux fonctions des nerfs, sur la fixation de l'opinion reçue aujourd'hui touchant cette belle partie de la physiologie? N'a-t-elle pas eu le mérite assez remarquable de convertir M. Gerdy, le plus chaud adversaire de la doctrine de Ch. Bell? La discussion sur l'entrée de l'air dans les veines, n'a-t-elle pas eu aussi une grande importance sur la solution de cette question? Elle a excité des travaux spéciaux, et grâces à ces efforts, vous avez vu s'évanouir devant vous la plupart des idées qui avaient eu cours jusque-là dans cette partie de la science.

J'ai déjà pris la parole dans cette discussion, je ne veux ni ne dois revenir sur les sujets que j'ai exposés; qu'on me permette seulement d'indiquer précisément la doctrine que j'ai soutenue.

Premièrement, je n'ai jamais contesté la possibilité de réussir avec les injections iodées, quand elles sont convenablement appliquées; c'était bien à tort qu'on avait dit le contraire : seulement j'ai soutenu que ses résultats avantageux sont plus rares et plus difficiles à obtenir qu'on le dit généralement, et que définitivement les injections iodées employées comme moyen général ne valaient pas les injections vineuses.

Secondement, j'ai soutenu et je soutiens encore que les injections iodées peuvent devenir la source d'accidens absolument identiques à ceux que produisent les injections vineuses; accidens qui des deux côtés, du reste, ne peuvent pas, sans injustice, être attribués à la méthode, mais sont dépendans de circonstances imputables au seul chirurgien.

Les faits qui ont déjà été produits dans la discussion, celui de M. Roux, celui de M. Chassaignac que j'ai cité, celui que M. Solart a rapporté dans la séance dernière, les expériences de M. Babault, etc., tous établissent que les injections iodées peuvent (1) déterminer la suppuration, la gangrène des parties qu'elles touchent, et même la mort des malades dans quelques circonstances malheureuses, comme cela est arrivé à la malade de M. Chassaignac.

A cette occasion, qu'il me soit permis de parler du profond étonnement que j'ai éprouvé, dans notre dernière séance, en entendant M. Velpeau citer le passage d'un article sur l'hydrocèle, dans lequel on mentionne les injections vineuses comme susceptibles de produire la gangrène du scrotum quand elles sont pratiquées en dehors de la tunique vaginale, la péritonite dans quelques cas où persiste la communication de cette membrane et de la tunique vaginale. Est-ce que c'est là une chose nouvelle? est-ce que ces accidens sont particuliers aux injections vineuses? est-ce que toutes les injections irritantes ne peuvent pas les produire? est-ce que nous ne venons pas de voir spécialement qu'ils arrivent après les injections iodées? Enfin, est-ce que dans tous ces cas ces accidens sont imputables à la méthode elle-même? est-ce qu'ils ne sont pas plutôt le fait du chirurgien, ainsi que nous le faisions remarquer récemment?

C'est moi-même qui ai dit cela, messieurs, dans le *Diction-naire de médecine et de chirurgie pratiques;* mais je n'ai rien dit de nouveau, je pense. M. Velpeau aurait pu ajouter que j'ai aussi parlé d'un cas de phlébite des veines

(1) Quand même, ce qui n'est pas, ces faits seraient tels qu'on les donne ici, que prouveraient-ils? Ai-je jamais dit que l'iode, injecté de travers, ne *pouvait* pas produire la gangrène?

du cordon, chez un sujet qui avait eu une gangrène du tissu cellulaire du dartos ; mais, encore une fois, tout le monde comprend que ce n'est pas parce que cette gangrène est survenue à la suite d'une injection vineuse, que la phlébite est survenue, et que dans le cas de M. Jobert, où la gangrène a été produite par une injection iodée, la phlébite aurait pu tout aussi bien arriver.

D'ailleurs, messieurs, je n'ai pas attribué, ainsi que le fait M. Velpeau dans l'intérêt de la thèse qu'il soutient, ces accidens aux injections vineuses en particulier, mais bien à toutes les injections irritantes ; et les faits que cette discussion vient de produire montrent que j'avais raison, et que les injections irritantes iodées doivent prendre leur part de ce que j'ai dit sous ce rapport dans l'ouvrage en question.

M. Velpeau avait trop compté sur cette citation, pour confondre ses adversaires, il aurait pu se dispenser de se laisser prier autant qu'il l'a fait pour indiquer l'auteur de l'ouvrage dont il lisait le passage : comme on le voit, en effet, notre amour-propre qu'il voulait ménager, sans doute, ne s'en trouve pas trop froissé, et, après tout, ceux d'entre nous qui ne sont pas aussi chauds partisans que M. Velpeau des injections iodées n'en sont pas trop écrasés (1).

Pour prouver l'innocuité des injections iodées, M. Velpeau est venu vous rappeler qu'il avait fait plus de six cents fois (2) ces injections, et que jamais il n'a vu survenir le plus

______

(1) M. Blandin élude ici ; il feint de ne m'avoir pas compris. Le passage que je lui ai emprunté était une réponse à M. Roux qui m'accusait de déprécier les injections veineuses. J'y reviendrai en temps et lieu.

(2) 4oo, s'il vous plaît.

petit accident. Messieurs, il ne faut pas que vous vous lais-
siez éblouir par ce pompeux étalage de faits ; sans doute,
notre collègue est de bonne foi, mais on peut, sans lui faire
injure, je pense, supposer qu'il se trompe lui-même, et que sa
mémoire le sert infidèlement (1).Tous les enthousiastes citent
ainsi des masses de faits, et presque toujours des faits heureux ; les faits malheureux leur échappent, leurs yeux fasci-
nés ne peuvent pas les apercevoir (2). Les strabotomistes
eux aussi possédaient des centaines de faits, tous favorables
sur cette opération ; cela vous a-t-il empêchés d'étudier la
strabotomie et de juger cette opération moins favorablement
qu'ils le faisaient eux-mêmes ; et les glossotomistes ne di-
saient-ils pas de leur côté qu'ils avaient guéri un nombre
considérable de malades de leur bégaiement par la ténoto-
mie sous-linguale (3)? Cela n'a point empêché d'examiner la
question; et malgré ces faits, je vous le demande, que reste-
t-il maintenant de cette opération? Ainsi, pas de doutes à
cet égard, malgré tous les faits de M. Velpeau, l'Académie a
besoin de porter son examen sur la question des injections
iodées (4), cette question est encore loin d'être vidée.

Il ne faut pas davantage arguer en faveur de l'innocuité des
injections iodées, du fait d'injection dans la cavité du péritoine qui a été rapporté par M. Velpeau ; à mon avis, cette
observation, en effet, n'a pas l'importance que lui attribue
notre collègue, et je puis ajouter que des renseignemens qui

---

(1) Et sur quoi se fonde votre supposition? Je vous défie de
citer un seul fait à l'appui.

(2) Ne pas s'apercevoir qu'une hydrocèle est guérie ou non!!!

(3) Comparer l'opération de l'hydrocèle à la glossotomie, à la
strabotomie!

(4) Qui donc vous reproche d'examiner cette question?

m'ont été fournis m'autorisent à dire que sur les lieux mêmes on ne croit pas plus que nous à l'importance de ce fait.

M. Jobert nous a parlé de l'avantage des injections iodées dans les abcès froids, dans le trajet des fistules qui succèdent à ces abcès : personne ne conteste ces faits; mais il était inutile de les citer en ce moment, car ils n'ont aucun rapport avec le sujet qui nous occupe; il ne s'agit, en effet, que de l'irritation des cavités séreuses ou synoviales, c'est-à-dire de poches closes et bien différentes de celles des abcès et des fistules.

M. Velpeau, comme on se le rappelle, nous a déclaré qu'il avait employé avec le même succès la teinture d'iode à divers degrés de concentration; eh bien! cela ne l'a pas empêché de soutenir que les insuccès de Fricke, de Hambourg, tenaient à ce qu'il employait un liquide trop faible en iode (1). Cette objection, du reste, ne saurait s'appliquer aux faits qui m'appartiennent, car j'ai employé très rigoureusement le mélange de M. Velpeau, et cela ne nous a pas empêché d'être obligé de revenir plusieurs fois à l'opération pour obtenir une véritable guérison; or, on n'a pas de tels résultats avec l'injection vineuse, comme je le disais en commençant.

Qu'il me soit permis également, messieurs, de protester ici contre la manière dont M. Velpeau traite les faits qui lui sont opposés : tantôt il les laisse tout-à-fait de côté; tantôt il dit qu'ils n'ont aucune valeur, comme il l'a fait pour ceux qui ont été rapportés dans la dernière séance par M. Boulay;

______

(1) Vous oubliez que je n'ai point employé la teinture d'iode au-dessous d'un cinquième, et que ma proportion ordinaire est d'un tiers, tandis que M. Fricke en usait à un trentième.

tantôt enfin, lorsque des accidens ont été la suite de l'injec-tion iodée, comme dans les faits de M. Chassaignac, dans ceux de M. Jobert et de M. Bérard, qui ont coupé la cuisse à des malades auxquels ils avaient préalablement fait l'injec-tion dans le genou, il soutient que l'iode est entièrement étranger aux lésions rencontrées dans les parties, que ces lésions préexistaient à l'injection, que les sujets avaient été mal choisis, et que finalement l'injection n'a pas réussi parce qu'elle ne devait pas réussir (1). Une telle manière de raisonner ne ferait guère avancer la question.

Du reste, je n'ai entendu parler, dans la discussion à la-quelle je me suis livré, que des injections pratiquées dans les kystes séreux et spécialement dans celui de l'hydrocèle; je croirais, en effet, abuser du temps de l'Académie, en insis-tant sur le danger de ces injections dans les grandes mem-branes séreuses, surtout dans le péritoine; je crois également que le fait de M. Roux lui-même, que ceux de M. Velpeau, de M. Jobert, de M. Bérard et de M. Boulay, d'Alfort (2), qui a perdu les trois seuls chevaux auxquels il ait pratiqué les injections iodées dans les jointures, prouvent surabon-damment que ce sont là de mauvaises, de très mauvaises applications de la méthode que nous discutons.

En résumé, dans les kystes séreux ou synoviaux, les in-jections iodées ne nous paraissent point avoir d'avantages sur les injections vineuses; elles ne réussissent pas aussi franchement que ces dernières; elles exposent plus qu'elles à la récidive. Enfin, dans le péritoine et dans les grandes

______

(1) Je ne rejette aucun fait, mais je ne veux pas qu'on les dé-nature ni qu'on leur face dire autre chose que ce qu'ils disent réellement.

(2) On va voir plus loin l'exposé de M. Boulay.

articulations, elles offrent de grands dangers et doivent être bannies de la pratique.

§ 14. M. Velpeau.

M. Velpeau, rapporteur, veut relever tout de suite quelques assertions de M. Blandin; il a remarqué plusieurs inexactitudes dans les faits avancés. Et d'abord en ce qui regarde M. Fricke, il est aisé de se rendre compte, de ses insuccès; il n'employait qu'*un gros* au lieu de *deux onces* de teinture d'iode pour 6 onces d'eau : cela explique tout; de plus, il aurait voulu que les malades fussent guéris au bout de douze jours, ce qui n'arrive par aucune méthode (1).

A l'égard de l'injection iodée portée dans le péritoine, M. Velpeau s'étonne que M. Blandin la révoque en doute. Le fait appartient à un chirurgien honorablement connu, à un professeur de l'école secondaire de Toulouse, M. Dieulafoï, et il est entouré de toutes les garanties désirables. M. Blandin a parlé d'accidens graves à la suite d'injections iodées faites dans un cas de bronchocèle. Il s'agissait d'un énorme goître; l'injection augmenta le gonflement, il s'ensuivit des phénomènes de compression; il fallut faire des incisions. C'était évidemment un cas exceptionnel, mal choisi pour tenter les injections, et qui ne prouve rien. C'est tout ainsi que M. Blandin invoque comme étant défavorable aux injections iodées l'opération faite par M. Roux, de Toulon : il n'y a pas eu de gangrène dans ce cas comme il le croit; il n'est même pas sûr qu'il y ait eu de la suppuration. Le mémoire de M. Roux le dit positivement. Que l'on n'invoque pas davantage les faits rapportés par M. Bérard : ce chirurgien a dit qu'il n'avait pas réussi dans l'hydarthrose, et voilà tout, et s'il a fallu amputer les

____

(1) Que par exception, avec l'iode comme avec le vin.

malades, c'est long-temps après, au bout d'un an ; les injections iodées n'en sauraient être accusées ; elles ne peuvent
réussir toujours ; il y a à leur succès des conditions. M. Velpeau rappelle ces conditions qu'il a déjà indiquées, chroni-
cité, absence de toute lésion osseuse, etc.

§ 14. M. Bouley.

Dans votre dernière séance, M. Velpeau vous a cité trente-
cinq expériences faites en commun, sur des chevaux, par
M. le docteur A. Thierry et M. Leblanc, médecin vétérinaire,
expériences desquelles il résulte que l'on peut injecter la
teinture d'iode sans danger, souvent avec avantage, dans les
gaînes tendineuses, les capsules articulaires et même dans
la cavité thoracique. Bien que ces résultats, tous favorables,
me paraissent extraordinaires, je me garderai bien de les ré-
voquer en doute, n'ayant aucun motif pour suspecter la
bonne foi et la probité médicale des expérimentateurs ; loin
de là, messieurs, j'accepte au contraire ces résultats et je les
considère comme des faits acquis à la science. Je viens seulement leur opposer des revers éprouvés, en médecine vétérinaire, par l'usage du même agent thérapeutique employé
dans les proportions indiquées, c'est-à-dire un tiers de
teinture d'iode sur deux tiers d'eau.

La ponction des tumeurs synoviales tendineuses ou articulaires n'est point une opération nouvelle en médecine vétérinaire, mais les tristes résultats qu'elle a produits l'ont fait
abandonner depuis long-temps. Elle se pratiquait autrefois au
moyen du trois-quarts ou d'un cautère actuel approprié. Il
n'y a point de parité à établir, je le sais, entre cet ancien
procédé et celui qu'on met en usage aujourd'hui, puisqu'on
ne faisait alors aucune injection et qu'on établissait un rap-

port direct entre les ouvertures tégumentaire et capsulaire, grave inconvénient qu'on évite maintenant par la méthode dite sous-cutanée. Aussi, messieurs, en vous rappelant pour mémoire le fait que je viens de vous signaler, mon intention n'a-t-elle point été de juger comparativement les deux procédés.

Parmi les faits que je vais avoir l'honneur de soumettre à l'Académie, un seul a été observé par moi, les autres m'ont été communiqués par des personnes dignes de foi, dont je garantis la véracité.

Premier fait. — Au mois de janvier 1845, M. le docteur Ponceau, qui habite alternativement Angers et Paris, me fit appeler à son arrivée pour donner des soins à un cheval affecté d'une tumeur synoviale au jarret, que les vétérinaires désignent sous le nom de *vessigon*, tumeur qui a son siége tantôt dans la gaîne tarsienne, tantôt dans la capsule articulaire tibio-tarsienne, et quelquefois dans l'une et l'autre de ces deux cavités communiquant accidentellement ensemble. Cette tumeur, qui paraissait être tarsienne seulement, étant récente, peu étendue, non douloureuse et ne causant aucune espèce de claudication, je me bornai d'abord à conseiller quelques légers résolutifs, tels que l'alcool camphré, le blanc d'Espagne délayé dans le vinaigre, etc., etc. Ces moyens n'amenant aucune amélioration, je proposai alors à M. le docteur Ponceau l'application de deux vésicatoires sur les parties latérales du jarret, le prévenant toutefois que si ce remède actif échouait, il faudrait avoir recours plus tard à la cautérisation transcurrente, moyen héroïque dont la médecine vétérinaire tire souvent un parti si avantageux. Ma proposition étant acceptée, je mis moi-même les vésicatoires avec précaution, et deux jours après je constatai qu'ils avaient agi convenablement en produisant un léger engorgement et une vésication modérée dont il fallait attendre les résultats. Ne prévoyant pas que ma présence pût être nécessaire avant peu, je ne revis cet animal qu'au bout de douze jours ; je le trouvai alors dans un état d'anxiété difficile à dépeindre ; son jarret avait acquis un volume triple de l'état normal ; il s'appuyait avec peine sur le membre malade, et paraissait éprouver de vives douleurs. Je ne chercherai point à dissimuler combien je fus contrarié en voyant cet appareil de symptômes alarmans que je ne savais à quelle cause attribuer, le vésicatoire n'ayant jamais amené, à ma connaissance, de semblables résultats ; mais heureusement je sortis bientôt d'inquiétude en apprenant confidentiellement que le propriétaire de l'animal avait fait appeler un autre vétérinaire deux jours auparavant, et que celui-ci s'était empressé de pratiquer d'abord une ponction, puis une injection. Ne doutant point qu'on n'eût mis en usage la teinture d'iode, je me retirai peu satisfait des procédés du docteur Ponceau, et fort mécontent de la conduite du vétérinaire qui, dans cette circonstance, avait oublié toutes les règles de bonne confraternité. Toutefois, désireux de connaître les conséquences de cette opération, je retournai au bout de quelque temps chez le docteur Ponceau pour examiner le malade, que je ne retrouvai plus, et que je ne pus revoir qu'au bout de deux mois environ. Il était alors dans une position peu satisfaisante ; l'articulation avait encore un volume double de l'état ordinaire, et il existait à la face externe du jarret une plaie circulaire d'un diamètre de 6 à 7 centimètres, résultant d'une eschare gangréneuse qui s'était faite, quelque temps après l'opération, au pourtour du point où la ponction avait été pratiquée. J'appris alors qu'on avait eu la générosité

6.

d'attribuer à mon innocent vésicatoire un accident qui, à n'en pas douter, avait été la conséquence de l'injection acci-dentelle de la teinture d'iode dans le tissu cellulaire sous-cutané. S'il fallait, d'ailleurs, me justifier d'une telle impu-tation, il me suffirait, pour la réduire à sa juste valeur, de rappeler que, la peau de la face interne du jarret étant beaucoup plus fine et plus irritable que celle de la face externe, il est impossible de concevoir qu'elle soit restée parfaitement saine, le vésicatoire ayant produit, ainsi qu'on s'est plu à le supposer, la gangrène de la face opposée.

J'ignore, messieurs, ce qu'est devenu ce cheval, ce qui ne m'empêche pas d'affirmer que l'injection de la teinture d'iode, dans cette circonstance, a produit de tristes résul-tats, en ce sens que la cure, quelle qu'elle soit aujourd'hui, a été longue et par conséquent dispendieuse, et que l'animal, consécutivement *taré*, a perdu une grande partie de sa va-leur commerciale (1).

Deuxième, troisième et quatrième faits.—Le professeur de clinique à l'École vétérinaire d'Alfort, M. H. Bouley, mon fils, m'a autorisé, messieurs, à vous déclarer, en son nom, que dans les premiers mois de 1845 il avait mis en usage les injections de teinture d'iode sur trois chevaux confiés à ses soins, atteints de tumeurs synoviales tarsiennes et car-pienne, et que ces trois animaux avaient succombé, au bout de quelques jours, aux progrès d'une réaction des plus in-tenses.

De tels résultats ne lui permettant pas de continuer, sur les animaux envoyés aux hôpitaux de l'école d'Alfort, l'em-

(1) On verra plus loin l'observation de ce fait donné par M. le docteur Ponceau lui-même.

ploi d'un remède qui paraissait être dangereux, ce professeur a cru de son devoir de s'abstenir de le mettre en usage,
du moins momentanément. Il se propose de faire prochaine-
ment, sur cet agent thérapeutique, une série d'expériences
dont il aura l'honneur de rendre compte à l'Académie.

Cinquième, sixième et septième faits.—Enfin, messieurs,
un vétérinaire distingué de la ville de Rouen, M. Verrier
aîné, a tenté l'emploi de la teinture d'iode sur trois poulains,
affectés d'hydarthroses congéniales de l'articulation fémoro-
rotulienne, et chez ces trois animaux l'injection a déterminé
une violente inflammation qui a donné de vives inquiétudes
à l'opérateur, sans amener plus tard aucun changement sensible dans le volume des tumeurs (1). Traitées ensuite par
des moyens bien connus, les *vésicatoires* et le *feu,* ces affections ont guéri complétement.

M. Verrier, qui a bien voulu communiquer ces documens
à M. H. Bouley, ajoute que dans son opinion la question de
l'iode est à l'étude, et qu'il serait imprudent de se prononcer,
quant à présent, en médecine vétérinaire, sur l'innocuité et
l'efficacité de cet agent thérapeutique, réflexion sage que
j'approuve entièrement.

Je suis loin de croire, comme bien vous devez le penser,
messieurs, que ces quelques faits soient de nature à jeter un
bien grand jour sur la question qui s'agite en ce moment devant vous ; toutefois, je les crois suffisans pour appeler l'attention des vétérinaires et les rendre circonspects dans l'emploi d'un médicament qui, dans quelques circonstances,
peut compromettre en même temps et leur réputation et la
vie des animaux confiés à leurs soins.

(1) Une lettre de M. Verrier nous a fait savoir depuis que ces
trois chevaux avaient au contraire fini par guérir.

§ 15. M. Velpeau.

Je ne veux point laisser passer sans quelques remarques les assertions tant soit peu étranges de M. Blandin. Voulant absolument m'attribuer les récidives dont il ne possède pas, à ce qu'il paraît, un seul exemple, M. Blandin vient de vous les expliquer, en mettant de côté ma bonne foi, par un procédé qu'il a imaginé. Il suppose que les malades sont venus se faire opérer à la consultation pour retourner ensuite se soigner chez eux, et que je ne les ai plus revus ; en sorte, dit-il, que beaucoup d'insuccès peuvent avoir existé à mon insu! Je remercie notre collègue de sa politesse ; mais on me permettra de lui faire remarquer qu'il se trompe doublement. Ce n'est point à la consultation, c'est à l'amphithéâtre de l'hôpital que j'ai opéré certains malades qui sont ensuite rentrés dans leur domicile, et je n'ai jamais dit ni écrit autre chose. En second lieu, aucun de ces malades, retournés chez eux immédiatement après l'opération, n'a été perdu de vue par moi, tous sont revenus se faire voir à l'hôpital et m'ont mis à même de constater que leur guérison était radicale. Qu'on le sache donc une fois pour toutes, quand j'affirme que mes opérés de l'hydrocèle sont guéris, c'est que j'ai pu m'en assurer positivement, et l'on conviendra que pour une maladie pareille, l'illusion n'est pas facile. Il me sera aisé de montrer, en outre, dans mon résumé général, qu'aucun des autres faits allégués par M. Blandin n'est exact, parfaitement conforme à la vérité. Où donc cet honorable collègue a-t-il pris qu'avec les injections iodées on est exposé à des tâtonnemens? Ce n'est pas dans ma pratique sans doute, puisque jamais méthode n'a été plus sûre ni plus simple que celle dont je parle. Comment peut-il dire que les récidives sont alors fréquentes, puisque je ne sais pas s'il en pourrait trouver une seule sur le nombre énorme d'hydrocèles que j'ai opérées, puisque M. Bérard vient de vous dire qu'il en compte à peine 3 sur 300, puisque M. Jobert n'en connaît qu'une sur plus de 70 opérations. Et où donc trouve-t-il dans ce que nous avons dit, l'aveu qu'il ait raison sous ce rapport, que des accidens sérieux aient été produits par des injections iodées?

Chose singulière! voilà que maintenant le vin chaud, qui, d'après les écrits mêmes de M. Blandin, produisait tant de désordres, infiltrés dans les tissus, est devenu le liquide le plus innocent du monde, et que M. Blandin en injecte impunément dans l'épaisseur du scrotum? Il faut en convenir, l'iode a fait éprouver là au vin une conversion dont les malades auront lieu de s'applaudir! Admettons le fait, au surplus; cela ne détruirait point ma proposition, qui consiste à dire que l'injection iodée, poussée par accident dans le tissu cellulaire, peut n'amener ni abcès ni gangrène.

Passons à autre chose. Non-seulement l'injection iodée ne vaut rien, mais encore elle serait très dangereuse dans les kystes du cou, dans le goître séreux, si l'on prenait à la lettre les assertions de notre adversaire. Comment a-t-il pu émettre des opinions si contraires à la réalité des faits? Cette injection est dangereuse? Oui, messieurs, dangereuse à tel point que je l'ai maintenant pratiquée sur onze ou douze malades, avec un succès complet chez neuf d'entre eux, avec un succès incomplet chez les deux autres, et sans qu'il en soit résulté la moindre apparence d'accidens chez aucun. Dans tous les cas l'opération se réduisit à une simple piqûre. Aucun des malades n'a été obligé de garder le lit; à peine si quelques-uns d'entre eux ont éprouvé un peu de fièvre. En moins de dix jours, ils ont pu reprendre les habitudes ordinaires de la vie; et c'est une opération pareille que, sans preuve aucune, vous venez qualifier ici de dangereuse. M. Blandin est d'ailleurs assez mal inspiré dans les témoignages qu'il invoque à cette occasion. A l'entendre, M. Maunoir aurait pratiqué souvent, d'autres auraient imité ce praticien un grand nombre de fois depuis, et le chirurgien de Genève aurait vivement recommandé les injections irritantes dans l'hydrocèle du cou. Veut-on me permettre de le dire, il y a dans ce langage autant d'inexactitudes que d'assertions; personne, que je sache, n'a fait au kyste de la glande thyroïde l'opération de l'hydrocèle depuis M. Maunoir. M. Maunoir lui-même ne l'a faite qu'une seule fois, et au lieu de la recommander, de la vanter, cet auteur la blâme et la rejette formellement! Si M. Blandin veut s'assurer de ce que j'avance, voici le mémoire de M. Maunoir, qui lui permettra de ne plus commettre de pareilles inadvertances.

Quant au fait de M. Chassaignac, il n'est point non plus tel que l'indique M. Blandin. J'ai vu la malade; le goître était énorme, descendait jusque sur le sternum, occupait les régions sus-claviculaires, et remplissait toute l'échancrure cervicale antérieure. C'en est assez déjà pour montrer que le cas était peu favorable aux injections irritantes, quelles qu'elles soient. Vidé par une première ponction, le kyste se remplit. La ponction fut renouvelée, et l'injection iodée fut pratiquée. L'inflammation devint vive, et M. Chassaignac crut devoir pratiquer l'incision de la tumeur, qui s'affaissa et fut traitée ensuite par des injections détersives journalières. Au bout de vingt jours, sans être guérie, la malade était assez bien, lorsque l'opérateur cessa son intérim. Il ne sait plus ce qui est arrivé depuis, ni à quel symptôme la malade a succombé. Tournez, retournez ce fait comme vous l'entendrez, et je défie qu'on puisse en tirer la moindre conclusion, plutôt contraire aux injections iodées qu'à toute autre injection irritante, qui infirme en quoi que ce soit ce que j'ai avancé. En voyant M. Blandin donner de nouveau comme cas malheureux pour les injections iodées le genou que j'ai montré ici, l'Académie appréciera d'ailleurs la valeur des objections de notre collègue.

M. Blandin s'étonne que j'aie cité l'autre jour ses paroles à l'occasion des accidens que produit le vin chaud. Il a donc oublié le motif de cette citation, pour y chercher aujourd'hui un artifice de langage ? L'Académie sait que M. Roux venait de me reprocher d'avoir présenté sous les couleurs les plus sombres la manière de faire du vin. Il m'a paru tout simple de montrer que ce tableau, qui lui a paru si noire, n'avait point été tracé par moi, qu'il appartenait à M. Blandin, et voilà tout. Aujourd'hui, M. Blandin ne conteste pas le fait, mais il s'en disculpe en disant qu'il n'a pas plus attribué ses accidens au vin chaud qu'aux autres liquides irritans. Voilà, pour le coup, un artifice de langage auquel je ne me serais pas attendu. Comment! vous avez disserté longuement pour prouver que l'injection vineuse est la meilleure, vous ajoutez que c'est la seule qui soit employée aujourd'hui, vous dites ensuite que la méthode des injections expose à tel et tel danger, et voilà que maintenant vous ne voulez plus que ces dangers aient été attribués par vous au vin chaud. Vraiment, vous n'y avez pas pensé. Le même membre ajoute que je me suis amendé en convenant que les injections iodées causent quelquefois de la douleur ; mais je ne l'ai jamais nié, je n'ai jamais changé de langage à ce sujet ; j'ai dit et je soutiens qu'elles occasionnent *moins* de douleur que les injections vineuses.

Il a fait, dit-il, des expériences comparatives ; et combien donc en a-t-il fait ? L'autre jour il en annonçait dix. Eh bien, en admettant qu'il n'y ait point eu prévention de sa part, ne suis-je pas en droit d'avoir aussi une opinion sur ce sujet, moi qui en ai fait quatre cents. Qui pourrait penser qu'une opération quelconque n'occasionnera jamais de douleur ? N'y a-t-il pas des malades qui crient avec violence pour la moindre piqûre de lancette ? Ce que j'ai dit, ce qui est vrai, c'est qu'avec le vin chaud les douleurs sont ordinairement, doivent être même, selon vous, très vives, et que l'injection vineuse ne manque que par exception d'être douloureuse, tandis que les injections iodées causent ordinairement très peu de douleurs, et ne deviennent que par exception véritablement douloureuses.

Que vient-il nous parler en ce moment de strabisme et de bégaiement ? quelle analogie peut-il y avoir entre la question actuelle et ces deux opérations ? Je me suis raidi contre les annonces pompeuses qui furent faites alors et non contre la chose en elle-même. Aujourd'hui je crois, et je n'ai jamais dit autrement, que la glossotomie mérite à peine d'être conservée pour certains cas rares ; mais je ne puis laisser dire devant l'Académie qu'il en soit de même de la strabotomie. Non, soyez-en persuadés, la section de certains muscles de l'orbite pour remédier au strabisme est une opération utile qui restera dans la pratique, c'est une des belles acquisitions de la chirurgie moderne.

Les faits de M. Fricke m'embarrassent, dit M. Blandin. Et pourquoi donc, grand Dieu ! Est-ce que les insuccès de ce chirurgien empêcheraient mes succès d'exister ? Quand je réussis, s'il échoue avec le même moyen, est-ce moi qui dois en souffrir, est-ce moi que cela regarde ? S'il y a faute en pareil cas, est-ce du côté de celui qui guérit, ou bien du côté de celui qui ne réussit pas? D'ailleurs, vous ne les avez donc pas examinés ces faits? car que voulez-vous qu'ils prouvent quand vous savez que l'opérateur employait 2 gros de teinture pour 6 onces d'eau, et qu'il réopérait ses malades au bout de douze à quatorze jours; et quand malgré ces circonstances singulières, les malades n'en ont pas moins fini par guérir (1)?

Arguant des faits de M. Bérard, M. Blandin insiste pour prouver que l'injection iodée dans l'hydarthrose est une méthode dangereuse, et il ajoute que dans le fait de M. Jules Roux, il y a eu des accidens dangereux, de la suppuration et de la gangrène. Les inexactitudes pullulent encore dans de telles assertions. Les malades opérés par M. Bérard n'ont

(1) Voici, au surplus, à quoi se réduisent les six observations de Fricke :

1re *Observation.* Opéré le 26 décembre 1837. 2 gros de teinture sur 6 onces d'eau distillée. Opération répétée le 6 janvier. On ne peut pas vider le kyste en entier; inflammation vive, gangrène, guérison.

2e *Observation.* Opération comme ci-dessus, renouvelée le quatorzième jour; guérison.

3e *Observation.* Opération, guérison.

4e *Observation.* Un quart de teinture; bien jusqu'au huitième jour; un abcès; guérison.

5e *Observation.* Un quart de teinture; sorti non guéri au bout de trois semaines.

6e *Observation.* Un quart de teinture; réduite de moitié au bout de cinq jours, la tumeur reste stationnaire. L'hydrocèle étant double, on opère aussi l'autre côté, et le malade guérit en quatorze jours (*Gaz. méd.*, 1838, page 648).

Qu'ont donc après tout de si contraire aux injections iodées ces faits, même en les prenant tels qu'on nous les donne ici ?

point éprouvé d'accidens; les suites de l'injection iodée dans leur genou n'ont jamais compromis leur vie, ni donné la moindre inquiétude au chirurgien ; seulement la maladie n'a point été guérie, elle a continué de marcher, et l'amputation est devenue nécessaire au bout de six mois. Ai-je donc dit quelque part que les injections iodées guérissaient toutes les hydarthroses et convenaient à toutes les espèces d'hydarthroses ? n'ai-je pas avancé dans mon rapport et répété plusieurs fois depuis qu'elles avaient moins de chances de succès dans cette maladie que dans l'hydrocèle, et que pour les mettre en usage avec chance de réussite, il fallait une hydarthrose dépourvue de complication, de maladie organique dans la jointure ? Quant à M. J. Roux, il n'a dit nulle part dans son mémoire, mieux que ça, il a dit partout le contraire, qu'il y ait eu des accidens dangereux, de la gangrène chez son malade. Vous me répondez en ce moment qu'il vous l'a dit à vous-même ; permettez-moi d'en douter et d'ajouter que vous lui prêtez là une conduite fort disgracieuse.

Il faut que je relève aussi un autre des argumens de M. Blandin. Comme l'injection dans le péritoine lui déplaît, il ose vous dire que dans le pays on ne croit pas à ce fait et qu'il ne faut accepter qu'avec réserve ce qui nous vient ainsi des bords de la Garonne. Ceci est grave, messieurs. On n'articule pas de telles insinuations au sein d'une Académie contre un médecin absent. M. Dieulafoy, qui a publié ce fait, est un chirurgien notable de Toulouse, professeur à l'Ecole de cette ville, très estimé dans le pays, qui a publié plusieurs travaux intéressans, que nous avons tous connus à Paris, et dont la probité scientifique n'a jamais été mise en doute par personne.

Outre que les essais faits sur des animaux qu'on m'a cités

n'ont aucune valeur dans la question actuelle, je puis leur opposer de nouveau les expériences bien autrement concluantes de MM. Leblanc et A. Thierry. « J'ai pratiqué des injections iodées 35 fois, m'écrit M. Blanc, 15 fois dans les articulations, 7 fois dans les bourses muqueuses, 10 fois dans des gaînes tendineuses et 2 fois dans la plèvre; jamais elles n'ont été suivies d'accidens graves. Le plus souvent elles ont produit une guérison complète; il en est au moins toujours résulté une amélioration très manifeste, permettant aux animaux de faire un service auquel ils n'étaient plus propres; jamais je n'ai eu de récidive. » Dans la plèvre, l'injection iodée se fit sur des chevaux sains. Chez le premier, on injecta 625 graves d'eau iodée; il ne survint aucun accident sérieux, et on le sacrifia au bout de dix jours. Une phlegmasie avec fausses membranes, mais sans suppuration, existait dans la plèvre. Chez le second cheval, il en fut de même, et ils ne seraient certainement pas morts ni l'un ni l'autre par suite de cette opération. Que l'Académie compare maintenant de tels faits avec ceux qu'on lui a signalés, et qu'elle juge !

Faut-il répondre un mot à M. Boulay? Les faits allégués par lui infirment-ils ceux de MM. Leblanc et A. Thierry? D'abord sa première observation n'est guère concluante. Le vessigon avait été irrité par de larges vésicatoires. C'est dans ces conditions que l'opération est pratiquée; puis, je ne connais pas les détails de ce fait, j'espère pouvoir me les procurer. Quant aux malheurs arrivés à Alfort, j'avoue n'y rien comprendre; ils me paraissent fort extraordinaires; comment la teinture d'iode, qui tue les chevaux d'Alfort, guérit-elle si bien ceux de M. Leblanc, est-elle si complétement innocente au faubourg Poisonnière?

§ 16. M. Guibourt.

Je désire fixer l'attention de l'Académie sur les variations que présente la teinture alcoolique d'iode dans sa constitution et dans ses effets thérapeutiques, suivant le temps plus ou moins long qui s'est écoulé depuis sa préparation.

Je commencerai par rappeler ce qui s'est passé lorsque Coindet a proposé pour la première fois l'emploi de l'iode contre le goître. Il en prescrivit alors la teinture alcoolique, à la dose de 4, 6 ou 8 gouttes, deux ou trois fois par jour dans un liquide aqueux. Mais la teinture d'iode précipitant par l'eau, le liquide tenait en suspension des particules solides d'iode qui, en se déposant sur la paroi de l'estomac, y causaient de vives irritations et probablement de petites ulcérations locales. Aussi est-il arrivé que des personnes attaquées de goître, mais du reste bien portantes auparavant, éprouvèrent des douleurs d'estomac, la perte de l'appétit, de mauvaises digestions et de l'amaigrissement, d'où est née l'opinion que les médecins peuvent se rappeler avoir régné à cette époque, que l'iode ne paraissait guérir le goître qu'en le diminuant proportionnellement à l'amaigrissement général ; qu'il diminuait en outre spécialement les mamelles, et qu'il fallait éviter surtout de le prescrire aux jeunes filles pour ne pas nuire au développement d'organes dont la nature a voulu qu'elles fussent pourvues. Ces reproches frappèrent Coindet, qui, pour y remédier, remplaça la teinture alcoolique d'iode par une solution d'hydriodate de potasse ioduré, laquelle, ne laissant pas précipiter d'iode par l'eau, n'exerçait sur l'estomac qu'une excitation légère et uniforme, tournant au profit des forces digestives. Aussi, dès ce moment non-seulement tous les accidens reprochés à l'usage de l'iode disparurent, mais encore les adolescens faibles et débiles acquirent de l'appétit et de l'embonpoint, et chez les jeunes filles la coloration du teint, l'apparition des règles et et le développement du sein témoignèrent de l'action bienfaisante du médicament. Je rappelle ces faits, qui doivent être dans la mémoire de tous les médecins, pour bien établir la grande différence qui existe dans l'action de l'iode, suivant qu'il est appliqué à l'état solide ou sous celui de parfaite dissolution sur une surface vivante, et je passe maintenant à l'examen de la mixture employée par M. Velpeau dans le traitement de l'hydrocèle.

Je suppose d'abord que la teinture d'iode soit récemment préparée, comme est celle que je présente à l'Académie, que j'ai obtenue, il y a trois jours, en dissolvant à froid, ainsi que le prescrit le Codex, une partie d'iode dans douze parties d'alcool à 86 degrés centésimaux. Si l'on mélange cette teinture avec le double de son poids d'eau, l'iode en sera précipité presque en totalité sous la forme de particules noirâtres, faciles à séparer par le repos, et le liquide surnageant restera à peine coloré. Sous quel état cette mixture sera-t-elle employée ? Si on n'en prend que la partie claire et transparente, on ne produira, suivant toutes les probabilités, qu'une irritation légère due principalement à l'alcool. Si on agite le liquide pour l'injecter trouble, on déposera sur la tunique vaginale une masse de particules solides d'iode, qui devront produire une irritation tellement intense, qu'elle pourra devenir dangereuse (1).

Supposons maintenant que la teinture d'iode ait quatre ou cinq mois de préparation, voici ce qui se sera passé dans cet intervalle de temps. Une partie de l'iode aura séparé de l'hy-

(1) Ces dangers n'ont jamais été vus chez mes malades.

drogène de l'alcool, pour former de l'acide iodhydrique, lequel s'unit à une partie d'iode et forme de l'acide iodhydrique ioduré, qui ne précipite plus par l'eau. D'un autre côté, l'alcool aura probablement remplacé l'hydrogène perdu par de l'iode, formant aussi un nouveau composé non précipitable par l'eau. Il en résulte que lorsqu'on mêle cette teinture âgée de quatre ou cinq mois avec le double de son poids d'eau, il y a bien encore une précipitation d'iode, mais trois ou quatre fois moins abondante qu'avec la teinture récente. La liqueur surnageante, au contraire, sera beaucoup plus colorée, et il est indubitable que les effets de la mixture employée claire ou trouble, seront différens de ceux obtenus avec la teinture nouvellement préparée.

Enfin, si l'on prend de la teinture d'iode préparée depuis un an ou dix-huit mois, c'est à peine si elle se troublera par l'eau, et l'on obtiendra encore une médication différente. Je conclus des faits précédens, que j'avais reconnus depuis long-temps, et que je viens de vérifier de nouveau, que la teinture alcoolique d'iode est un médicament variable dans sa composition et dans ses effets, et qu'il conviendrait de la remplacer, pour l'usage qui fait l'objet de la présente discussion, par une mixture analogue faite extemporanément et de toutes pièces.

Telle serait, par exemple, celle-ci où la totalité de l'iode reste dissoute, et forme un médicament homogène dans toutes ses parties.

Pr. Iode,	5	grammes.
Iodure de potassium,	5	—
Alcool à 90 degrés centésimaux,	50	—
Eau distillée,	100	—
	160	grammes.

Triturez dans un mortier l'iode, l'iodure de potassium, et un peu d'eau. Ajoutez l'alcool et ensuite le restant de l'eau. La dissoluion de l'iode et de l'iodure est complète. Renfermez le liquide dans un flacon bouché.

§ 18. M. Laugier.

Messieurs, je conçois l'impatience que l'Académie éprouve de voir la fin de la discussion qui s'agite devant elle ; je serai donc sobre de développemens dans mes observations. Je n'aurais même pas pris la parole, si je n'avais p s cru pouvoir présenter un aperçu nouveau dans la question. Je dirai d'abord que j'ai employé très souvent les injections iodées, particulièrement dans l'hydrocèle. Je les ai trouvées très utiles, très efficaces, et je ne conçois pas les attaques vives dont elles ont été l'objet dans cette discussion. Je n'ai eu que très rarement des récidives, et encore était-ce à l'époque où la quantité de teinture d'iode était beaucoup plus petite que dans la formule actuelle. Aujourd'hui que le mélange injecté contient une partie de teinture pour deux parties d'eau, je n'observe plus de récidives. Je trouve à la méthode des injections iodées un avantage incontestable sur celle de l'injection vineuse, telle qu'on la pratique : elle est mieux définie, mieux formulée. Vous le savez, on fait une seule injection à froid ; cette injection, on la retire en totalité ou en partie ; puis on ne fait sur le scrotum aucune application : on abandonne pour ainsi dire le malade à lui-même, en lui recommandant le repos. Voilà ce que j'appelle une méthode simple. Il n'en est pas ainsi de la méthode des injections vineuses. Les injectio s sont faites au nombre de deux, trois, quelquefois quatre. On se sert de vi de force variable ; les uns emploient le vin seul, les autres y ajoutent de l'eau-de-vie camphrée, de l'alcool non camphré; puis, quand on a retiré l'injection, on applique sur le scrotum des compresses imbibées de vin, et si le liquide reproduit par l'inflammation tarde à se résorber, on se sert d'emplâtres de savon et de Vigo, etc. Voilà, ce me semble, une méthode moins bien formulée et complexe. Si on voulait mettre en regard les injections iodées avec les injections vineuses, ne faudrait-il pas les ramener à des termes comparables; par exemple, ne faire qu'une injection vineuse à froid, ou du moins à une chaleur précise, avec un vin dont la force serait constante; puis ne faire aucune application stimulante ou résolutive sur le scrotum? Ce serait le vrai moyen de connaître la valeur relative des deux méthodes. Mais je me suis demandé comment les injections iodées agissent, et c'est sur ce point en particulier que je désire arrêter l'attention de l'Académie.

Messieurs, pour moi, les injections iodées sont avant tout des injections alcooliques. J'ai fait à ce sujet quelques remarques qui me paraissent péremptoires. Un litre de mélange iodé pour l'injection de l'hydrocèle contient 280 grammes de teinture d'iode et 560 grammes d'eau. Or, comme la formule du *Codex* pour la teinture est une partie d'iode pour douze parties d'alcool rectifié, il en résulte que, sur 280 grammes de teinture d'iode, il y a environ 260 grammes d'alcool : aussi le mélange marque-t-il 15° à l'alcoomètre de Gay-Lussac. Maintenant, prenez le vin le plus généreux que l'on fournisse dans les hôpitaux; beaucoup de chirurgiens qui font l'injection vineuse l'emploient seul : il marque seulement 10° à l'alcoomètre, et par la distillation il donne 125 grammes d'alcool rectifié.

Voilà donc l'injection iodée qui est plus alcoolique que

l'injection vineuse ordinaire. Pourquoi donc alors l'injection iodée serait-elle repoussée par les partisans de l'injection vineuse? Pourquoi donnerait-elle lieu à plus de récidives? Pourquoi n'aurait-elle pas les avantages, et quelquefois aussi les inconvéniens des injections alcooliques? N'oublions pas, toutefois, que l'injection iodée contient un autre élément que l'alcool. Mais l'iode agit-il comme irritant? Est-ce à lui qu'est due l'inflammation de la séreuse? Je ne le crois pas, et, pour le prouver, je me servirai d'un fait acquis à la science par M. Velpeau. Il nous a appris que l'on pouvait, *sans inconvénient*, laisser dans la tunique vaginale une partie de l'injection. Quelle est alors cette portion qui reste dans la tunique du testicule? C'est surtout la portion d'iode précipitée par le mélange de la teinture et de l'eau : c'est l'iode pur. Ajoutez à cela que la sérosité, qui se forme rapidement, achève la précipitation de l'iode en dissolution dans la portion d'alcool qui n'a pas été retirée. L'iode pur est donc en quantité très notable en contact avec la membrane séreuse, et s'il irritait lui-même les membranes séreuses, on devrait observer, dans le cas où on a laissé de l'injection iodée avec inflammation plus vive, un surcroît d'irritation. On reconnaît seulement qu'il n'y a *pas d'inconvénient*. C'est là une preuve d'innocuité, mais non d'action. J'en conclus que ce n'est point l'iode qui irrite les membranes séreuses, mais l'alcool.

Maintenant, l'iode agit-il autrement dans l'injection iodée? A-t-il quelque action spécifique comme le dit M. Velpeau, dans certains engorgemens du testicule? Je dirai tout net que je ne le sais pas. Je crois même qu'on ne pourra pas le savoir, tant que l'iode restera uni à l'alcool. Il faudrait, et c'est ce que je me propose de faire, injecter une solution

7.

d'iodure de potassium, à l'aide de laquelle on dissoudrait une quantité convenable d'iode pur. On saurait alors s'il agit, et comment il agit indépendamment de l'alcool (1).

§ 19. M. Roux.

Les partisans des injections iodées en ont singulièrement étendu l'emploi. Restreintes à l'hydrocèle, elles n'auraient peut-être pas un bien grand danger. M. J. Roux déclare que s'il a pris part à la discussion, c'est bien moins pour combattre les injections iodées, qu'il avoue n'avoir pas essayées, que pour défendre le vin, dont les avantages sont incontestables. Répondant ensuite à M. Laugier en particulier, M. Roux dit que la méthode des injections vineuses ne saurait être regardée comme une méthode complexe et mal réglée ; elle est aussi simple et aussi précise que la méthode des injections iodées. Toute espèce de vin peut servir. Ce ne sont pas trois ou quatre injections qu'il faut ; deux suffisent, et encore est-ce par excès de précaution qu'on emploie la seconde ; on pourrait s'en tenir à la première. Nulle incertitude sur la température ; l'expérience l'a fixée à 34 ou 36°. Quant aux topiques que l'on emploie après l'injection, c'est une pratique généralement suivie, mais dont on pourrait certainement se dispenser, ce qui, dans tous les cas, ne diminue en rien la simplicité de la méthode. Cette méthode est donc aussi simple et aussi bien réglée que possible, et c'est à tort que l'on cherche à établir le contraire. Rien de plus rare que de voir arriver des accidens à sa suite. Sur plus de 1,500 opérations, M. Roux ne se rappelle que quatre morts, et il est remarquable que tous les quatre remontent

(1) Vous réussirez, soyez-en sûr ; mais là n'est pas la question : il s'agit de savoir si l'iode, associé à l'alcool est utile, et voilà tout.

aux premières années de sa pratique, à une époque où l'expérience ne lui avait par encore bien appris tous les soins
qu'il faut prendre : peut-être alors employait-il le vin trop
chaud, ou le laissait-il trop long-temps. Il a du reste mis à
profit ces quatre cas malheureux pour étudier ce qui se passe
dans la tunique vaginale à la suite des injections iodées , et
il y a trouvé un liquide séro-albumineux épanché, des flocons et des fausses membranes, etc., tous les caractères anatomiques de l'inflammation des séreuses. M. Roux termine
en reproduisant ce qu'il a dit dans une autre séance sur la
nécessité de l'adhérence : sans cette adhérence, point de
guérison durable, de guérison que l'on puisse appeler radicale.

§ 20. M. Caventou.

Dans la question qui occupe l'Académie depuis plusieurs séances, il y a deux parties bien distinctes : 1° la
partie pharmacologique, et 2° la partie relative à la
thérapeutique et à la pathologie. Quant à la partie pharmacologique, elle a été fort bien traitée dans la dernière séance
par M. Guibourt ; je n'y reviendrai pas : cependant je ne
puis me dispenser de dire que je ne pense pas qu'alors où la
teinture d'iode est très ancienne, il serait possible qu'elle
fût presque complétement dépourvue d'action ; on sait, en
effet, que, par un contact plus ou moins prolongé, il s'opère
une réaction chimique entre l'iode et l'un des élémens de
l'alcool , l'hydrogène ; que de là résulte la production d'une
quantité plus ou moins forte d'acide hydriodique, qui retient
en dissolution avec énergie la proportion d'iode restante ,
de manière à former une sorte d'acide hydriodique ioduré.
Eh bien! je pense qu'une teinture d'iode amenée par le temps

à cet état chimique peut être fort active, et produire même
de violentes douleurs ; car l'acide hydriodique, analogue à
l'acide hydrochlorique, est un acide énergique qui doit exciter une grande irritation au sein de l'organe où il est injecté.
Je ne crois donc pas que l'état chimique de la teinture d'iode,
lors de son emploi, soit si indifférent à considérer, malgré
l'assertion de M. Velpeau, si ce n'est pour le succès de l'opération, du moins pour les douleurs que celle-ci peut produire.

Quant à la seconde partie de la question qui touche à la
thérapeutique et à la pathologie, l'Académie comprendra
parfaitement que je ne l'aborde qu'avec hésitation ; heureusement ma tâche a été simplifiée par M. Laugier ; car il a
ouvert une nouvelle voie dans la discussion, et je me féli-
cite d'avoir été prévenu sur ce point délicat par un homme
aussi compétent que lui. Je me demande, en effet, quel est
le principe qui agit le plus efficacement dans les injections
iodées. Est-ce l'alcool, est-ce l'iode, est-ce enfin l'alcool iodé ?
Deux méthodes de traitement sont en présence, l'une déjà
connue par les injections vineuses, l'autre par les injections
iodées, proposées par M. Velpeau ; chacune de ces méthodes
a trouvé dans cette enceinte des hommes éminens pour les
défendre, et je ne sais réellement pas si on ne devrait point
les confondre comme étant à peu de chose près identiques.

A quoi les injections vineuses doivent-elles leurs proprié-
tés ? Est-ce à l'ensemble des principes composans du vin ?
Non, évidemment non ; car la composition générale des vins
se représente par les mêmes principes, sauf leurs proportions relatives : ainsi nous voyons de l'eau, de l'alcool, une
matière colorante, du bitartrate de potasse, etc. Est-ce l'eau,
ou la matière colorante et le tartrate de potasse qui agissent,

ou bien l'alcool ? Ce ne peut être que l'alcool ; et ce qui le prouve, c'est la recommandation généralement faite de l'emploi des vins généreux pour pratiquer l'opération. Je sais bien qu'on réussit aussi avec les vins d'hôpital, mais le résultat est plus constant avec les premiers : cela tient à ce qu'ils sont beaucoup plus riches en alcool ; en effet, les vins des meilleurs crus de Bourgogne donnent 16 à 18 p. 0/0 d'alcool à 22° à l'aréomètre de Baumé ; les vins des environs de-Paris n'en donnent que 11, 12, 13 et 14 p. 0/0, et les vins du midi, si capiteux, en procurent jusqu'à 24 et 25 p. 0/0. Il est donc évident que c'est l'alcool qui agit en première ligne ; et, pour donner plus de force à cette opinion, je rappellerai à l'Académie une série d'observations qui lui furent adressées il y a quinze à seize ans par M. Lhomme, chirurgien en chef de l'hôpital de Château-Thierry ; ce chirurgien annonçait avoir fait arriver au sein de l'organe où il voulait produire des adhérences, non pas du vin, mais de la vapeur du vin : or, je vous le demande, messieurs, qu'est la vapeur du vin, si ce n'est de l'alcool plus ou moins aqueux ?

Maintenant, si nous reportons notre attention sur l'injection proposée par M. Velpeau, qu'y voyons-nous ? de la teinture d'iode, faite comme on sait, avec une partie d'iode et douze parties d'alcool à 35° à l'aréomètre de Baumé ; enfin de l'eau dans la proportion de deux parties sur une teinture d'iode. Qu'arrive-t-il dans ce mélange ? L'alcool ainsi étendu ne peut pas tenir en dissolution toute la quantité d'iode, et la plus grande partie de celui-ci se précipite et reste dans l'instrument à injection. Qu'injecte-t-on alors ? de l'eau fortement alcoolisée et très faiblement iodée : c'est une véritable injection vineuse, et la plus énergiquement alcoolique qu'on ait encore employée ; car cette eau alcoolisée, faite

dans les proportions d'une partie de teinture et deux parties d'eau, contient 33 p. 0/0 d'alcool à 35° aréométriques,
tandis que les vins les plus généreux, c'est-à-dire les plus
propres à agir, n'en renferment que 24 à 25 p. 0/0, et à 22°
aréométriques seulement : cet état de choses explique donc
l'action des injections iodées faites dans les conditions pres-
crites par M. Velpeau, et donne la mesure du grand rôle que
paraît jouer l'alcool dans cette thérapeutique ; ce sont des
réflexions que je soumets à la sagacité, à l'habileté d'observation de M. Velpeau. Pour mon compte, j'incline à croire
que les injections iodées agissent, *quoique* contenant de
l'iode.

— M. Moreau fait observer que l'avantage que présente
l'injection iodée de pouvoir être employée froide, tient peut-
être uniquement à la proportion plus grande d'alcool qu'elle
contient.

Plusieurs voix réclament la clôture de la discussion.

— La clôture de la discussion est prononcée.

CHAPITRE III.

Résumé général.

M. Velpeau.

Ainsi qu'il arrive presque toujours quand beaucoup de
personnes se mêlent à une question scientifique au sein des
Académies, le débat actuel est promptement sorti du cercle
où on l'avait d'abord renfermé : aussi me trouvé-je forcé-
ment conduit maintenant à remettre complétement en lumière des questions auxquelles je n'avais fait que toucher en
passant.

Lorsque, il y a douze ou quinze ans, je voulus reprendre
la thérapeutique des hydrocèles, j'expérimentai comparati-

vement tous les moyens dont on avait fait l'éloge, dont l'usage me semblait au moins dépourvu de dangers. Traverser la tumeur à l'aide d'une longue aiguille ou d'une canule très fine, à la manière des Indiens ou de M. Moro ; pratiquer une simple acupuncture du kyste, au moyen d'une aiguille à coudre, comme le veut M. Lewis ; placer au travers de l'hydrocèle un ou deux fils en forme de sétons très fins, étaient des opérations simples que j'essayai plusieurs fois, et auxquelles je renonçai bientôt. Les injections avec les matières ou les liquides variés que divers praticiens avaient déjà vantés ne m'occupèrent pas long-temps, attendu qu'elles me parurent toutes inférieures en efficacité à l'injection vineuse. Cependant, frappé, comme ses partisans les plus absolus, des quelques inconvéniens reprochés au vin chaud, je continuai de chercher, afin de voir si on obtiendrait pas d'une autre substance tous les avantages attribués à celle-ci sans en avoir les désagrémens. L'eau-de-vie camphrée, l'eau-de-vie simple anciennement usitée, l'alcool affaibli, que j'avais vu mettre en usage autrefois par M. Jules Cloquet, et que j'essayai à mon tour, me donnèrent des résultats déjà assez encourageans, quoiqu'ils me parussent dans le principe un peu moins souvent heureux que ceux qui appartiennent au vin.

Une des circonstances qui me portèrent à faire tant d'essais pour une maladie en réalité si simple et d'une guérison si facile, c'était la nécessité où l'on se trouve, quand on se sert du vin : 1° de faire chauffer le liquide, séance tenante, à une température de 30 et quelques degrés, et, par conséquent, d'avoir un réchaud, du charbon, un soufflet et du feu; 2° de faire dans le kyste deux ou trois injections à quatre ou six minutes d'intervalle, et de remplir ce kyste jusqu'à ce que le malade éprouve de vives douleurs dans les reins; 3° de retirer jusqu'à la dernière goutte le liquide injecté, afin d'en prévenir toute infiltration par la piqûre du trois-quarts; 4° d'exciter ensuite, au moyen de compresses imbibées de vin, une inflammation assez vive dans la tumeur pour provoquer de la fièvre et quelque apparence de phlegmon pendant une semaine.

N'ayant pas d'opinion faite sur l'efficacité des autres liquides, j'invoquai les analogies, et je supposai que les préparations d'iode, si souvent employées comme moyen résolutif à l'extérieur, une fois associées à l'alcool, qui produit très bien par lui-même l'inflammation adhésive des cavités séreuses, on aurait un médicament fort efficace dans le traitement de l'hydrocèle. Je me demandai en même temps si, déposé dans la tunique vaginale, ce liquide n'aurait pas une action résolutive plus marquée qu'aucun autre, quand l'hydrocèle se trouve compliquée d'engorgement testiculaire.

J'en étais pour ainsi dire encore au début de mes essais, lorsque, succédant à M. Roux, en 1835, je pris le service chirurgical de la Charité. Par suite d'une de ces rencontres, de ces bizarreries, que le hasard se plaît si souvent à étaler devant les hommes, je trouvai là deux malades opérés depuis quelque temps par l'injection vineuse, malades chez lesquels il y avait récidive, et que j'opérai par l'injection iodée avec succès, six semaines après leur première opération.

§ 1. Tunique vaginale.

Il est bon de dire que l'efficacité de l'injection iodée me parut bientôt si constante, que je ne tardai pas à mettre de côté toutes les autres.

L'ayant mise en usage chez des malades de tout âge et de

toute constitution, pour des hydrocèles de toute espèce, grosses, petites, anciennes, récentes, avec le même succès, je dus envisager la question sous toutes ses faces. J'ai employé la teinture d'iode du *Codex,* dans les proportions d'un cinquième ou d'un sixième, d'un quart, d'un tiers ou par moitié avec de l'eau ; je l'ai employée pure ; je l'ai mêlée à la sérosité de l'hydrocèle, soit dans le kyste, soit hors du kyste, et j'ai vu avec autant de satisfaction que de surprise, d'abord, que, de toutes façons, elle constituait un excellent remède. Toutefois, comme il m'a semblé que la guérison était un peu lente, quand les proportions de teinture étaient faibles, et que l'inflammation était parfois trop vive quand je l'employais pure, je me suis arrêté, sans y tenir beaucoup cependant, à un mélange par moitié de teinture et d'eau, ou d'un tiers de teinture et de deux tiers d'eau, en ayant soin néanmoins d'augmenter la proportion de teinture quand les tissus ou le malade semblent peu excitables, et de la diminuer dans les cas contraires. Je n'ai point fait usage de l'eau distillée ni d'eau chaude, non que j'aie à en contester l'égale efficacité, mais parce que l'eau simple, d'un emploi général plus commode, m'a d'ailleurs toujours suffi.

Je trouvai pour premier avantage à cette méthode de rendre l'opération de l'hydrocèle d'une extrême simplicité. Il suffit de faire entrer dans le kyste quelques cuillerées du liquide médicamenteux. Afin que ce liquide puisse toucher tous les points de la cavité séreuse, je secoue le scrotum avec la main, comme s'il s'agissait d'une bouteille qu'on veut laver ou nettoyer, et cela pendant une demi-minute environ. Je laisse aussitôt le liquide ressortir par la canule, mais sous l'influence de la simple rétractilité des bourses, et sans exercer sur elles la moindre pression. Je retire alors l'instrument, en laissant une portion de la teinture d'iode dans le kyste, et l'opération se trouve terminée. Le malade retourne à son lit ; on lui tient les bourses mollement relevées, et aucune application médicamenteuse n'est utile. En général, les malades ne souffrent pas ou souffrent à peine pendant l'injection. Quelques-uns cependant se plaignent assez vivement. Il en est de même pour la suite. Pendant trois ou quatre jours, l'irritation augmente dans la tumeur, qui reprend peu-à-peu une partie ou la totalité de son volume antérieur. Elle reste à partir de là dans un état stationnaire quelques jours encore, puis elle commence à diminuer, et, une fois commencée, il est inouï que la résolution ne se continue pas sans interruption jusqu'à guérison complète, guérison qui a lieu, règle générale, du douzième au trentième jour. Dans quelques cas, tout était fini avant la fin de la seconde semaine ; dans d'autres aussi, il a fallu attendre cinq semaines, et une fois même jusqu'à deux mois.

La plupart de mes malades ont si peu souffert, ont eu si peu de réaction fébrile, qu'ils ont pu ou qu'ils auraient pu ne pas rester au lit, ne rien changer à leur régime habituel. Il est au moins très rare qu'ils souffrent encore après le quatrième ou le cinquième jour. A ce sujet, je pourrais citer un homme du monde que j'ai opéré en présence des docteurs Cisset et Nicolas, un magistrat long temps traité par M. Marjolin, un malade de la clientèle de M. Paulin, un habitant de la Havane, bien connu de M. Andral père, un des amis de M. Alard, un client de M. Cazenave, une connaissance de M. Dubois (d'Amiens), qui n'ont ni souffert ni éprouvé de fièvre, qui se sont levés, et dont quelques-uns même sont sortis de chez eux dès le cinquième et le sixième jour de l'opération. Faut-il ajouter qu'un certain nombre d'autres sont venus se faire o érer à l'hôpital pour s'en retourner immédiatement chez eux, et que l'un de ceux-là, exerçant la profession de charron, n'a pas cessé un jour de se livrer à ses travaux? Je n'ai jamais dit qu'il en fût toujours ainsi, qu'il fût prudent de prendre aussi peu de précautions; mais, enfin, il est positif que les choses se passent souvent de la sorte.

Le seul inconvénient de la teinture d'iode avait été jusque-là de ne pas se maintenir en solution dans l'eau, de laisser précipiter l'iode dans la seringue, et de salir les instrúmens, de jaunir les doigts. Ajoutant un peu d'iodure de potassium, comme on l'a fait depuis long-temps à l'occasion de quelques autres maladies, comme M. Pétréquin l'a spécialement proposé pour l'hydrocèle, on rend cette précipitation de l'iode à-peu-près impossible. Toutefois, ayant l'habitude de ne faire le mélange qu'au moment de l'opération, et de secouer le liquide dans la seringue même avant de l'injecter, je n'ai pas accordé une grande importance à cette précaution. D'ailleurs, que la teinture d'iode ait donné lieu à un précipité, ou qu'elle soit restée claire; qu'elle ait été mêlée avant ou après l'injection; que je l'aie fait prendre à la pharmacie centrale ou dans les pharmacies de la ville : quelle qu'en ait été l'espèce, en un mot, elle m'a constamment donné, à peu de chose près, les mêmes résultats; ce qui ne veut pas dire, néanmoins, que les remarques de M. Guibourt doivent être négligées, qu'il ne serait pas bon de suivre les indications posées par ce chimiste mardi dernier.

Je le demande, n'avais-je pas lieu d'être enhardi par de tels résultats? Et quand on remarque que des malades dont le testicule était doublé, triplé de volume même, guérissaient de cet *engorgement* du même coup que de l'hydrocèle, n'était-il pas permis de continuer mes essais! Cette éfficacité des injections iodées dans l'hydrocèle compliquée d'engorgement est tellement ordinaire, qu'il n'y a guère que les gonflemens syphilitiques, cancéreux ou tuberculeux très avancés qui leur résistent. Des testicules en fonte tuberculeuse ulcérés, accompagnés d'hydrocèle, ont ainsi cédé dans mon service à des injections iodées, au vu et su de tout le monde. Récemment encore, au mois de novembre dernier, un homme, qui avait eu plusieurs abcès tuberculeux dans le testicule droit, et qui gardait depuis six mois un ulcère fistuleux de même nature venant de l'épididyme, fut admis dans ma division, et me permit de constater qu'il existait en même temps chez lui une hydrocèle de la tunique vaginale. J'eus recours à l'injection iodée, et dans l'espace d'un mois, cet homme fut guéri à la-fois de son hydrocèle et de son ulcère. Ajoutez que chez certains malades, dont l'hydrocèle formait la moindre partie de la tumeur, tumeur qui présentait la plupart des caractères du sarcocèle encéphaloïde ou tuberculeux, si l'injection iodée n'a pas dissipé l'engorgement, elle a du moins plutôt amoindri pour quelque temps qu'augmenté la gravité du mal. Boyer et son école soutiennent que, s'il y a en même temps qu'hydrocèle, un engorgement bosselé avec déformation du testicule, l'injection vineuse ne ferait que hâter la dégénérescence cancéreuse du mal; on m'accordera qu'il faut savoir gré à l'injection iodée de produire des effets tout différens et si souvent heureux.

Cette guérison presque inattendue d'engorgemens, que tant de praticiens combattent et veulent faire disparaître avant de traiter l'hydrocèle, est un fait que le vin chaud procure aussi quelquefois, mais que les injections iodées rendent aujourd'hui aussi fréquent qu'incontestable.]

Hématocèle. — Une tentative en engendre naturellement quelques autres. Je suis donc passé de l'hydrocèle à l'*hématocèle*, c'est-à-dire à ces collections de matière liquide, couleur de café ou de chocolat, accompagnées d'épaississement, d'induration de la tunique vaginale. Un manque de précautions me força pour ainsi dire la main dans mon premier essai de ce genre. Arrivé près d'un homme du monde, pour l'opérer d'une hydrocèle, il me vint quelques doutes sur la nature du liquide contenu dans la tumeur. Cependant, après en avoir fait part au confrère qui me servait d'aide, je procédai à la ponction immédiatement, afin de ne pas alarmer par mon incertitude et le malade et sa famille. Un verre de matière noire, roussâtre, sortit par la canule du trois-quarts, et fut aussitôt remplacé par une injection d'eau iodée. Fort inquiet des suites de cette opération, nous crûmes devoir avertir les parens du malade que le cas n'était pas ordinaire, et que, peut-être, serions-nous forcé de pratiquer quelques incisions sur la tumeur au bout d'un certain nombre de jours. Eh bien ! il ne survint aucune sorte d'accident, et le malade, naturellement très craintif et d'une santé fort délicate, guérit aussi vite et aussi simplement que s'il eût été affecté d'une hydrocèle ordinaire : aussi n'ai-je plus manqué depuis de traiter de la même manière toutes les hématocèles purement liquides que j'ai rencontrées, réservant les incisions et autres opérations sanglantes conseillées jusque-là en pareil cas pour les hématocèles qui contiennent une certaine quantité de grumeaux, de pelotons de fibrine ou de sang concret. Non-seulement j'ai réussi de cette façon dans les hématocèles de la tunique vaginale, mais encore dans les kystes hématiques liquides de toutes les autres régions du corps. Si l'on veut bien comparer la simplicité, la bénignité de l'opération dont je parle avec la gravité des opérations que les chirurgiens mettaient en usage auparavant, on verra si elle mérite le blâme que quelques personnes voudraient déverser sur elle.

Kystes du cordon. — Enhardi par tous ces faits, je n'hésitai plus à traiter les *hydrocèles enkystées du cordon* par l'injection iodée, absolument comme l'hydrocèle de la tunique vaginale, et je vis bientôt que les craintes de Boyer à ce sujet étaient mal fondées, au moins en ce qui concerne la teinture d'iode. J'ai effectivement opéré de la sorte quatorze ou quinze malades, et constamment, oui constamment, la guérison a été prompte, définitive, sans accident aucun.

Sacs herniaires. — De là je passai à l'hydrocèle qui s'établit quelquefois dans de *vieux sacs hernaires* dont le collet s'est oblitéré, et ce fut avec le même succès, avec la même innocuité que j'opérai ainsi trois femmes atteintes d'hydrocèle crurale, deux hommes affectés d'hydrocèle inguinale.

Hydrocèle congénitale. — Des résultats aussi constamment favorables étaient bien de nature, on en conviendra, à m'inspirer de la confiance, à me donner de la hardiesse. J'osai, en conséquence, traiter aussi par l'injection iodée *l'hydrocèle congénitale;* je l'ai fait en ville sur un enfant de la clientèle de M. le docteur Faivre et chez un autre garçon que traitait M. Godin; je l'ai fait aussi deux fois à l'hôpital, et cette opération, qu'un de mes honorables adversaires qualifie d'*irrationnelle* et de *meurtrière* en parlant des injections en général, n'a été suivie, chez mes quatre malades d'aucune sorte d'accident, a déterminé une guérison complète, radicale, avec la même simplicité que s'il se fût agi d'une hydrocèle simple !

§ 2. Sacs péritonéaux.

Hernies etranglées. — Bien plus, j'ai injecté la teinture d'iode dans des *sacs herniaires*, transformés en hydrocèle à l'occasion de hernies étranglées, dont on avait chassé l'intestin, et dont le collet restait obturé par une masse d'épiploon. Or, les deux malades traités de la sorte à la Charité n'ont éprouvé aucun accident; leur sac herniaire s'est oblitéré, et j'ai pu les croire radicalement guéris de leur hernie pendant quelques mois. Malheureusement ce dernier fait ne s'est pas maintenu, et une nouvelle portion du péritoine a été entraînée plus tard par les viscères, qui ont fini par former de nouveau hernie, par exiger un bandage contentif, mais sans que l'hydrocèle soit revenue.

Hernies simples. — On le voit, j'étais déjà bien près du péritoine, et pourtant jamais la moindre menace de danger chez ces malades. Il me parut dès-lors permis de tenter avec réserve, avec prudence, les chances d'une injection iodée dans le sac des *hernies réductibles*, afin d'obtenir la *cure radicale* de cette ennuyeuse infirmité. Là je fus arrêté un instant par le manuel opératoire. Un sac herniaire vide n'est pas, en effet, comme un kyste quelconque rempli de liquide, facile à ouvrir au moyen d'un trois-quarts. Je fus donc obligé de me servir du bistouri pour arriver dans la cavité de la hernie. Deux malades opérés de la sorte, c'est-à-dire à l'aide d'incisions, et sans que je fusse bien certain que le liquide iodé fût arrivé dans la cavité du sac, n'éprouvèrent pas d'accidens immédiats; mais la hernie ne se trouva point guérie. Au bout de deux mois, alors que nous ne pensions plus à l'opération, l'un d'eux fût pris d'un rhumatisme articulaire général qui dura long-temps, et, finalement, d'une leucophlegmatie dont il mourut au bout de six mois. L'autre eut, au bout de vingt jours, un phlegmon sous-cutané qu'il fallut inciser et qui guérit promptement. On ne peut sans doute tirer aucune conclusion rigoureuse de ces deux faits; mais un malade affecté d'une énorme hernie crurale, et qui s'est présenté, en 1844, à l'hôpital de la Charité, est venu lever tous les doutes sur ce point. Le sac herniaire, chez lui, était si large qu'en en pinçant les parois et en les écartant par trois régions opposées, je parvins à le tendre si complétement que la ponction et l'injection à l'aide d'un trois-quarts en furent tout aussi faciles que celles d'une hydrocèle. Une compression établie sur la fosse iliaque servit de limite à l'inflammation, et toutes les personnes qui suivent l'hôpital ont pu s'assurer que le sac herniaire de cet homme s'est enflammé, gonflé, puis réduit et oblitéré, sans la moindre apparence de danger, de réaction sérieuse.

Un pas de plus, et j'entrais dans le péritoine avec les injections iodées. Ce pas, je n'ai pas osé le faire; les portes de cette immense cavité m'étaient ouvertes, et je n'ai pas cru devoir en profiter. Il m'est venu à la pensée d'en explorer les contours, d'attaquer une foule d'autres cavités séreuses avant d'en venir à celle-là.

§ 3. Kystes celluleux et glanduleux.

Sein. — C'est aux *kystes de la mamelle* que je me suis dès-lors adressé. Un jeune homme qui portait un kyste séreux du volume du point en dehors du sein droit, l'épouse d'un médecin de Tonnerre, la belle-mère d'un médecin de Boulogne, qui avaient des kystes séreux dans la mamelle même, ont été guéris par l'injection iodée, c'est-à-dire par une simple piqûre et sans réaction notable, guéris radicalement, en moins de trois semaines. Et pourtant il s'agissait, chez ces malades, de tumeurs qu'on traitait depuis long-temps, qu'on voulait fendre ou extirper.

Aisselle. — J'ai fait la même chose pour des kystes séreux de volume considérable du *creux de l'aisselle*.

Cou. —Des kystes séreux, simples, ou ayant pour point de départ l'affection de quelques ganglions lymphatiques, de quelques lobules glanduleux, des régions *sus-claviculaires* ou *carotidiennes*, de la région *sus-hyoïdienne*, de la région *parotidienne*, traités par l'injection iodée, n'ont point résisté non plus et sont guéris sans encombre chez tous les malades qui m'ont été confiés.

Goître. — N'était-il pas naturel de penser que le *goître*, l'espèce de goître ou de maladie du corps thyroïde, représenté par un ou plusieurs kystes remplis de matière noirâtre ou séreuse, céderait également au même moyen? Ce que M. Maunoir, Percy et tous les autres chirurgiens avaient dit pour justifier la proscription des injections vineuses du traitement de cette maladie cessa de m'effrayer autant qu'eux, et les faits invoqués précédemment m'autorisèrent à passer outre. Bien m'en a pris; car chez une jeune dame, vue par M. Marjolin, chez un dentiste distingué de la capitale, chez une personne de la connaissance de M. Labarraque, chez une cliente de M. le docteur Garnier, chez quatre autres dames de la ville, et chez trois ou quatre malades de l'hôpital, j'ai traité les kystes goîtreux par l'injection iodée, et, ainsi que je l'ai déjà dit, tout ce qui concerne l'opération s'est exactement passé comme après l'opération de l'hydrocèle la plus simple. Il n'est pas survenu une seule fois la moindre apparence d'accidens, quoique, dans presque tous les cas, j'aie

8.

laissé dans le kyste la plus grande partie du médicament injecté.

Après tant de succès dans des cas si variés, le champ de l'expérience ne devait-il pas s'agrandir? Du tronc, ne devais-je pas me transporter aux membres, et voir si, de ce côté, l'injection iodée aurait la même efficacité qu'ailleurs?

Aine. — Dans l'*aine*, outre les sacs herniaires, on trouve quelquefois, comme au cou, des *kystes séreux* développés sous l'influence de quelque ganglion lymphatique altéré. Demandez à M. Villeneuve avec quelle simplicité j'ai guéri, au moyen de l'injection iodée, une dame de sa clientèle qui avait dans l'aine un long kyste dont la nature avait été long temps douteuse. Demandez à M. le docteur Boinet si, chez un jeune homme traité d'un large kyste avec fistule purulente de la fosse iliaque par l'injection iodée, la guérison s'est long-temps fait attendre, et s'il est survenu chez ce malade un seul phénomène inquiétant.

Hydrocèle de la femme. — Quatre fois j'ai traité et guéri par l'injection iodée l'hydrocèle de la femme, et cependant il faut remarquer que dans les grandes lèvres, autour de la vulve, les kystes sont souvent des kystes muqueux appartenant aux glandes sur lesquelles M. Huguier vient de fixer, par de nombreuses recherches, l'attention des anatomistes et des pathologistes; d'où il suit que peut-être il y a là deux classes de kystes qu'il ne faudrait pas confondre : les kystes séreux, guérissables par l'injection; les kystes muqueux, dans le traitement desquels l'efficacité de cette opération reste encore douteuse.

Bassin. — Ne voyant jamais de suites graves après l'injection iodée, j'ai cru pouvoir la pratiquer, en présence du professeur Andral, chez une jeune dame qui souffrait horriblement depuis plusieurs années, et qui avait un kyste rempf de matière couleur de café dans le petit bassin, depuis le milieu de la fosse iliaque droite jusqu'au-dessous du col de la matrice; et après une réaction générale assez vive, cette jeune dame a été débarrassée de son kyste, de ses tumeurs.

§ 4. Kystes synoviaux.

Bourses muqueuses. — M'attaquant ensuite aux bourses et aux cavités synoviales, j'ai pratiqué l'injection iodée dans des vastes kystes, *sous les tégumens de la cuisse*, sous la partie inférieure du *triceps*, derrière le *grand trochanter*, sur le *dos du pied*, sur la tête du *premier os du métatarse*, sur les *malleoles*, dans la coulisse synoviale du *jambier postérieur* et des *péroniers latéraux*, sur le *devant de la rotule*, derrière le *ligament rotulien*, en *dedans*, en *dehors du genou*, dans le *creux du jarret*, avec un succès si constant et une innocuité si manifeste que personne, non, personne, ne pourrait trouver dans ma pratique un fait malheureux sous ce rapport. J'en ai fait autant aux membres supérieurs dans des kystes synoviaux profonds du *pli du bras*, dans les kystes séreux de la face dorsale du *poignet* et de la *main*.

Tumeur en bissac. — Tout le monde sait, depuis Pelletan et Dupuytren, combien sont dangereuses les opérations à l'aide desquelles il est possible de guérir les kystes en bissac de la face palmaire du poignet, et dans lesquelles on trouve ces granulations qui ont tant occupé quelques savans modernes. Or, malgré le désavantage des conditions matérielles ou anatómiques de ces sortes de kystes, j'en ai pratiqué, j'y ai appliqué quatre fois l'injection iodée. Trois des malades, entre autres une ex-domestique du fameux marchand de galettes du boulevard, sont guéris complétement, et le quatrième, en conservant une partie de sa tumeur. Aucun d'eux n'a couru le moindre risque, ne nous a inspiré un seul instant d'inquiétude après l'opération, et vous avez vu que M. Jobert n'avait pas été moins heureux.

§ 5. Examen général.

Ces nombreux essais m'ont, en outre, appris une infinité de faits : 1° règle générale, que la douleur et la réaction générale sont encore moindres dans les kystes étrangers au scrotum que dans l'hydrocèle proprement dite, ce qui s'explique du reste par l'absence dans le premier cas, et par la présence dans le second, d'un organe aussi sensible que le testicule ; 2° que la résolution, toutes choses égales d'ailleurs, est également un peu moins prompte dans la tunique vaginale que dans les kystes des autres régions : 3° que partout où quelque plan osseux ou ostéo-fibreux forme une des parois du kyste, la guérison se fait plus long-temps attendre, manque même quelquefois tout-à-fait. C'est ainsi que le succès des injections iodées n'a pas été constant quand je les ai pratiquées sur l'olécrâne où sur le devant de la rotule ; 4° que si le kyste contient de la matière gélatiniforme ou grumeleuse, ou granulée, ou visqueuse, le succès sans être impossible, est moins sûr, moins constant que s'il s'agit de kystes franchement liquides, soit séreux, soit synoviaux, soit sanguinolens ; 5° que selon toute apparence le liquide iodé ne fait naître d'inflammation que sur les points de surface séreuse qu'il touche, et que l'inflammation provoquée par son contact est d'une nature tellement fixe, qu'elle tend très peu à s'étaler ; 6° que, sans plaie extérieure, elle devient rarement purulente.

Mes essais m'avaient encore appris une autre chose, c'est que, épanchée dans le tissu cellulaire sous une simple piqûre de la peau, l'eau iodée est loin d'amener *toujours* les accidens reprochés au vin, la mortification, par exemple. Pour m'assurer de ce fait, que j'étais bien sûr d'avoir observé, mais qu'il m'était difficile d'accepter, qu'il m'était difficile de démontrer sur l'homme, je fis des expériences sur les animaux, et j'en fis faire par M. Richet, alors mon interne, actuellement chirurgien des hôpitaux. Nous injectâmes une cuillerée, deux, trois cuillerées de liquide iodé par une simple ponction sous la peau du flanc, de la cuisse, du cou, de plusieurs chiens, et il est positif que ces animaux ne furent atteints ni d'abcès, ni de gangrène, ni d'accidens d'aucune sorte.

Tournant et retournant la question sous toutes ses faces, je ne pus m'empêcher de mettre en regard des injections iodées toute la grande classe des cavités closes, séreuses ou synoviales de l'économie. Et quand on se rappelle combien ces cavités sont nombreuses, combien leurs maladies sont fréquentes, combien il est difficile de guérir certaines de ces maladies, on saisit aussitôt l'importance qu'une telle question devait prendre à mes yeux. Il ne s'agissait plus de la teinture d'iode seulement, mais bien des injections irritantes en général, non plus du traitement de l'hydrocèle, qui ne laissait du reste que très peu à désirer déjà, mais bien du traitement local de presque toutes les hydropisies, non plus des épanchemens séreux proprement dits, mais aussi des collections sanguinolentes de toutes sortes, et même de certaines collections purulentes, d'une vaste question de thérapeutique par conséquent.

L'horizon s'étant ainsi agrandi outre mesure à proportion

que j'avançais, j'arrivai à un singulier résultat : c'est que des épanchemens sanguins que l'on vide par la ponction sans procéder à l'injection, finissent quelquefois, en se reproduisant, par devenir collection séreuse. Il en fut de même de quelques abcès froids simples, tuberculeux ou même par congestion. Les abcès sanguinolens, froids, ponctionnés et injectés une, deux fois sans guérir, sont devenus collection séreuse, de manière que, soumis une troisième fois à l'injection iodée, ils ont fini par disparaître, par guérir radicalement. Aussi, ponctionnant plusieurs fois à de certaines distances pour les vider des collections de nature peu favorable à l'établissement d'une phlegmasie adhésive, j'en vins chez plusieurs malades à remplacer le mal primitif par un kyste presque complétement séreux, cédant dès-lors très bien à l'injection iodée. Il est pourtant vrai que les kystes muqueux et les kystes où l'on trouve une sorte de gelée sont restés rebelles un grand nombre de fois jusqu'ici à mes tentatives sous ce rapport.

Il est facile de voir par ce qui précède que les injections iodées avaient été promenées par moi sur tous les points du corps, et jusqu'à l'entrée des grandes cavités séreuses.

Hydarthrose. — De même que le péritoine et la plèvre m'ont toujours épouvanté, les jointures affectées d'hydarthrose me tenaient incertain et craintif. L'anathème porté par Boyer et par tous les modernes contre l'idée de soumettre l'hydarthrose au traitement de l'hydrocèle m'avait arrêté. Cependant tout ce dont j'avais été témoin fit que je dus reprendre la question et faire de nouvelles tentatives. Ainsi que je l'ai dit, M. Bonnet, de Lyon, essaya de se soustraire en même temps que moi, si ce n'est auparavant, aux arrêts des doctrines régnantes.

Un premier fait était à établir : l'injection iodée dans les articulations atteintes d'hydarthrose entraîne-t-elle les dangers formidables signalés par Boyer ? Or, j'ai pratiqué maintenant cette injection quatorze ou quinze fois. M. Bonnet en possède à-peu-près un aussi grand nombre d'exemples, et, dans aucun cas, ces accidens, dont la lecture nous avait tant effrayés, ne sont survenus. Des douleurs vives quelquefois, très supportables en général, un réaction tout au plus de quelques jours, une inflammation qui n'a pas tardé à s'amoindrir, voilà tout ce qui s'est présenté de sérieux à notre observation. Ici la guérison n'a pas été constante ; quand elle s'est établie, elle s'est souvent fait attendre plus long-temps que dans l'hydrocèle. Mais aucun malade n'a succombé, aucun genou n'a été pris d'inflammation phlegmoneuse : et, quand l'opération a été pratiquée pour des hydarthroses qui n'étaient compliquées ni de carie, ni de nécroses, ni de fongosités articulaires, la maladie a guéri. Dans les cas contraires, c'est-à-dire dans les hydarthroses compliquées, le mal en a plutôt été amélioré qu'aggravé. La maladie a continué sa marche sans que l'opération ait paru l'accélérer ni la ralentir notablement. On conviendra que ce premier point une fois éclairci, mes angoisses devaient être considérablement amoindries ; car nos observations prouvent au moins déjà que l'injection iodée, dans les hydarthroses anciennes, n'est pas, à beaucoup près, aussi dangereuse que les auteurs modernes le disent des injections avec le vin chaud.

La crainte d'une ankylose en cas de succès m'avait effrayé quelque temps d'un autre côté. C'est cette crainte qui a fait naître mes *Recherches anatomiques sur les cavités closes.* S'il est vrai, comme je le crois (1), que les cavités closes soient

(1) *Ann. de la chirurgie,* 1843, tomes VII et VIII.

le résultat d'un *tassement*, d'un frottement mécanique de certains organes les uns contre les autres, au lieu d'être des organes, des poches de formation primitive, comme l'indique la doctrine de Bichat, il en résulte comme conséquence naturelle que de telles cavités, une fois oblitérées, pourraient à la rigueur être reproduites artificiellement. Ce point est capital dans la question, et c'est faute de s'en être aperçu que M. Gerdy, qui n'a pas lu, qui n'a pas compris ou qui n'a pas voulu comprendre mon travail, l'a traité avec tant de dédain. Il en résulte, en effet, qu'en supposant que, dans une articulation préalablement soumise à l'injection iodée, les surfaces synoviales vinssent à se coller, il devrait être possible, en imprimant à la jointure des mouvemens convenables, de reproduire la cavité articulaire, de rétablir toute la mobilité des articulations ainsi traitées. Toujours est-il qu'aucun de mes malades n'a conservé d'ankylose, que tous les mouvemens du genou ont repris promptement leur liberté. J'ajouterai que le genou présenté ici l'autre jour offrait précisément, autour des cartilages, de ces lamelles organisées, de ces brides, de ces transformations celluleuses ou synoviales indiquant que des tractions en sens variés les avaient déjà allongées, assouplies, au point de permettre tous les mouvemens désirables de la jointure.

Est-ce à dire pour cela que, selon moi, l'hydarthrose soit aussi facile à guérir que l'hydrocèle par l'injection iodée ? En aucune façon. J'ai dit et j'ai répété : 1° que les injections iodées, dans l'hydarthrose ancienne, simple et rebelle, ne sont pas dangereuses ; 2° que ces injections n'amènent pas nécessairement l'ankylose ; 3° qu'elles réussissent dans un grand nombre de cas ; mais 4° que, agissant sur des surfaces cartilagineuses ou osseuses plutôt que simplement celluleuses ou séreuses; que, portées sur des tissus durs, presque inertes, souvent altérés assez profondément sans qu'on le sache bien d'avance, il est probable qu'elles échoueront souvent, comme elles ont échoué déjà quelquefois. Telle est là-dessus ma pensée tout entière, ni plus ni moins. L'avenir montrera si je me suis trompé.

Avant d'en venir au péritoine, aux plèvres, à l'arachnoïde spinale, j'ai voulu faire quelques expériences nouvelles. J'ai injecté de l'eau iodée dans le péritoine d'une douzaine de chiens. Là, j'avais à voir si l'injection iodée provoque une péritonite mortelle, si elle expose à l'empoisonnement, à l'intoxication; en cas de succès, si les adhérences qu'elle produit ne seraient pas de nature à faire périr secondaire-ment. Sous le premier point de vue, sans résoudre la question complétement, mes expériences laissent croire que l'injec-tion iodée du péritoine ne serait ordinairement mortelle, ni par l'inflammation qu'elle provoque, ni en empoisonnant les malades. Elles permettent de croire aussi que les adhéren-ces, suite de la phlegmasie artificielle, sont susceptibles de s'amoindrir, de s'allonger, de s'accommoder enfin à la longue au besoin des organes. Elles m'ont fait voir, en un mot, d'accord avec mes nombreuses observations, qu'il y a une différence tranchée entre les phlegmasies dif-fuses qu'on établit à dessein, artificiellement, dans une cavité séreuse, et celles qui s'y développent d'elles-mêmes ou accidentellement. J'en étais là, lorsque M. Dieulafoy a réalisé sur l'homme vivant ce que je n'avais que timidement proposé, soit *à priori,* soit d'après mes expériences sur les chiens.

Tels sont, messieurs, les faits qui me sont propres, dans toute leur exactitude. Je le redis, en les réunissant tous, j'en possède aujourd'hui plus de quatre cents. Maintenant, voyons ce qu'on leur oppose.

§ 6. Discussion.

J'aurai d'abord à mettre de côté certaines objections montrant que ceux qui les ont faites ne sont pas au courant de ce que j'ai dit, ou qui tombent d'elles-mêmes, parce qu'elles restent en dehors de la question. M. Roux a-t-il cru me contredire, en parlant des dangers de la simple cure palliative de l'hydrocèle? Qu'y a-t-il dans cette remarque d'applicable aux injections iodées plutôt qu'à toute autre espèce de ponction? Je ne reviendrai point sur la nécessité des adhérences de la tunique vaginale dont il a parlé. Il sait aussi que ses reproches relatifs aux dangers attribués aux injections vineuses ne m'étaient point applicables. Qu'ai-je besoin, quand il avance que les moxas conviennent plutôt que les vésicatoires, de lui faire remarquer qu'il ne s'agit dans mon rapport que des hydarthroses rebelles à toute autre médication? En parlant des frictions mercurielles, de l'immobilité, qu'il préfère à tout, M. Blandin a perdu de vue sans doute que j'ai beaucoup employé ces moyens, et qu'il adopte alors une méthode vantée par moi dès long-temps (*Archives générales de médecine*, 1837, 3e série, tome III, pages 8 et 14). Est-il besoin de rappeler qu'il se trompe, en préférant pour les ponctions dont je parle le trois-quarts à robinet et aspirateur, au petit trois-quarts cylindrique? Que veut-il en m'objectant la méthode sous-cutanée et les opinions de Boyer sur la valeur des injections dans le traitement des hydarthroses, quand mes observations viennent toutes déposer contre la manière de voir de ce patriarche de la chirurgie? Est-ce une objection sérieuse de me dire que si j'ai été heureux jusqu'ici, je ne le serai pas toujours? Est-ce moi qui aurai jamais la pensée de croire à des succès constans? Et quand même les méthodes que je vante échoueraient plus souvent que je ne l'ai vu, en résulterait-il qu'elles ne soient pas bonnes?

§ 7. Récidives.

Ce qui mérite d'être examiné, ce sont les faits contradictoires qu'on m'a opposés, et les opinions émises sur la valeur des injections iodées dans l'hydrocèle d'abord, dans les kystes ensuite, dans les hydarthroses enfin.

Contre l'*hydrocèle*, l'injection iodée expose à la *récidive*, cause de *vives douleurs*, peut déterminer la *gangrène*. L'emploi du vin chaud n'est *pas douloureux;* il guérit presque constamment; il ne produit pas *ordinairement la gangrène*.

A ce sujet, une première remarque doit frapper tout le monde. Avant que j'employasse l'iode, le vin chaud causait de violentes douleurs, manquait souvent son effet, faisait naître des abcès, la gangrène, quand il s'infiltrait dans le tissu cellulaire, et tout cela au dire de ses partisans les plus absolus eux-mêmes ; or, voilà que maintenant il apparaît dépourvu de tous ces inconvéniens. Ne dirait-on pas, vraiment, qu'il se soit adouci tout exprès depuis quelques années par crainte de voir la teinture d'iode l'emporter sur lui! S'il en était ainsi, les malades y auraient déjà gagné quelque chose, et l'iode mériterait, il me semble, des éloges pour avoir si complétement réformé le caractère fâcheux du vin. Mais sur quoi se fonde-t-on pour émettre de pareilles assertions? Par le vin, il y a, dit-on, cinq ou six récidives sur cent. Vous avez entendu M. Bérard vous dire que, par l'iode, il n'avait eu que trois récidives sur trois cents opérations. M. Benet Péraut soutient, dans sa lettre, qu'il n'a vu non plus, aux Indes, qu'une récidive sur cent; M. Jobert n'en mentionne qu'une sur soixante-dix. Il est positif que, depuis quatre ans, je n'en ai pas observé une seule, et que si, dans les premiers temps de mon expérimentation, j'en ai trouvé quelques-unes, cela *pourrait* bien tenir à ce que je me pressais trop de réopérer mes malades. On sait maintenant à quoi se réduisent les deux prétendues récidives de M. Gimelle, et c'est par *inadvertance* que M. Gerdy fait dire aux chirurgiens étrangers que ces récidives sont fréquentes.

On dit avoir guéri par l'injection vineuse des malades préalablement opérés par l'injection iodée. Soit. Je ne sais pas nier les faits. Mais ces récidives, après l'injection iodée, sont très rares entre mes mains; pourquoi donc seraient-elles si communes dans la pratique de M. Blandin? Serait-ce parce que les moyens que je propose, une fois dans le service de mon confrère, se feraient un malin plaisir de ne plus être efficaces? Pour parler sérieusement, cela ne tiendrait-il pas à ce que, comme Fricke, comme je le faisais dans le principe, on s'est trop hâté de recommencer l'opération, à ce qu'on n'a pas eu la patience d'attendre?

Il faut que je le dise ici bien haut, parce que j'y ai été pris moi-même : après l'injection iodée, comme après le vin, plus qu'après le vin peut-être, l'état stationnaire de la tumeur n'empêche point la résolution de s'en emparer, même au bout d'un mois, même au bout de six à huit semaines. C'est depuis que ce fait m'est démontré que je n'ai plus réopéré aucun de mes malades, et qu'en les laissant aller, je les ai tous vus guérir. M. Blandin a parlé plusieurs fois d'une hydrocèle qu'il m'a fait voir. Mais je n'ai point été témoin de l'opération chez ce malade, et je n'ai pas la certitude qu'avec du temps il ne fût pas guéri sans opération nouvelle. Le kyste de la vulve, qu'il a rappelé plusieurs fois, peut fort bien être un des kystes muqueux décrits récemment par M. Huguier, et, encore une fois, qui a dit, qui a jamais pu avoir la pensée que les injections iodées ne manqueraient jamais leur effet?

Et puis les récidives sont-elles donc si rares après l'injection vineuse? Il faut bien qu'elles soient assez communes, car voici ce qu'en dit Boyer lui-même :

« Si *tant de fois* le procédé que nous venons de décrire (injection vineuse) a été infructueux, c'est qu'on s'est servi prématurément des applications émollientes, qu'on a négligé l'emploi des compresses imbibées de vin, ou bien encore c'est que, pour avoir cédé à l'expression exagérée de la douleur (vous voyez donc qu'il y a de la douleur) chez des malades timides, on n'a pas laissé séjourner assez long-temps le vin dans la tunique vaginale... Il nous serait également facile, continue Boyer, de rapporter des exemples d'individus qui, ayant en quelque sorte forcé par leurs cris (si le malade crie si fort, c'est que sans doute il souffre beaucoup) le chirurgien à lâcher trop tôt l'injection, ont vu leur hydrocèle revenir (1). »

Ce n'est pas seulement Boyer qui parle ainsi ; les adversaires des injections iodées tiennent exactement le même langage. « La récidive de la maladie survient, dit l'un d'eux, *toutes les fois* que l'injection a été faite avec un liquide trop peu irritant, ou que ce liquide n'a pas été laissé assez long-temps dans la tunique vaginale. » Or, c'est M. Blandin qui parle de la sorte (2).

(1) *Dictionnaire des sciences médicales*, tome XXII, page 2i3.

(2) *Dict. de méd. et de chir. prat.*, tome X, art. *Hydrocèle*.

Si la récidive tient à si peu de chose, n'est-il pas clair qu'elle peut avoir lieu souvent? D'ailleurs, qui peut contester aujourd'hui que l'injection par le vin chaud ait souvent échoué dans le traitement de l'hydrocèle? N'ai-je pas pour ma part réopéré et guéri par l'injection iodée douze à quinze malades qui avaient été préalablement traités sans succès au moyen de l'injection vineuse? Faut-il que je cite un malade de M. de Beaufort, les deux malades de M. Roux, deux jeunes étudians opérés préalablement au Brésil? Faut-il que je cite en particulier un homme opéré par l'injection vineuse à l'Hôtel-Dieu (service de Dupuytren, il y a douze ans); au moyen de l'incision par Sanson, il y a huit ans; au moyen des caustiques, quelques années plus tard, à l'hôpital Saint-Louis, sans que son hydrocèle ait jamais été détruite, et que l'injection iodée a guéri radicalement dans l'espace de quinze jours, avec la même simplicité que s'il se fût agi d'une hydrocèle tout-à-fait ordinaire? Veut-on que je cite encore un malade inutilement opéré deux fois par l'injection vineuse, et que notre collègue, M. Godard, a guéri définitivement au moyen de l'injection iodée? Faut-il rappeler un élève du collége Saint-Louis, et deux autres malades que j'ai opérés à l'hôpital de la Charité? Mais à quoi bon accumuler les preuves pour démontrer l'existence d'un fait que personne ne conteste? Ma proposition se réduit et s'est toujours réduite à ceci : Il n'y a pas plus, peut-être même y a-t-il moins de récidives après l'injection iodée bien faite, qu'après l'injection vineuse. Sous ce rapport, je ne crois pas qu'il ait été rien dit de nature à infirmer mes assertions.

§ 8. Douleur.

J'ai dit que l'injection iodée causait moins de douleur, de réaction que l'injection vineuse. C'est faute de m'avoir lu ou de m'avoir entendu qu'on m'a fait dire qu'il n'y avait *aucune douleur,* aucune réaction après cette opération. Quelquefois il n'y en a point, ordinairement il y en a peu ; il n'est pas sans exemple, mais il est rare qu'il y en ait beaucoup. Je n'entends pas qu'on me fasse sortir de ces termes de mon opinion.

La discussion a mis en lumière un autre prétention, c'est que l'injection vineuse elle-même ne serait pas douloureuse. MM. Roux et Blandin sont revenus là-dessus à plusieurs reprises. Ce n'est pas sans étonnement que j'ai entendu émettre de telles assertions. On a vu que ce n'était pas moi qui avais imaginé les méfaits de l'injection vineuse ; que, loin d'avoir calomnié cette méthode, j'en avais, au contraire, parlé avec plus de déférence que ses partisans avoués. Je n'ai rappelé les accidens qu'on lui reproche que d'après les assertions de ses défenseurs, assertions exactes d'ailleurs, et dont j'ai constaté la justesse en l'expérimentant moi-même.

M. Roux, qui s'élève avec tant de force contre ce qu'on dit du vin, m'embarrasse un peu, attendu qu'ayant eu le malheur ou la prudence de ne rien publier là-dessus, je ne puis aller chercher dans ses écrits ce qu'il peut en avoir dit. Si, d'autre part, je me permettais d'emprunter à ses discours quelques opinions, il me dirait peut-être que je ne connais pas ou que j'altère sa pensée ; mais M. Roux a répété plusieurs fois que sa méthode, que sa manière de voir à ce sujet était conforme à celle de Boyer. Eh bien ! nous avons déjà vu plus haut combien, d'après Boyer, l'injection vineuse provoque de douleurs, combien même il importe qu'elle en provoque, puisque, selon cet auteur, une douleur vive est nécessaire au succès de l'opération.

« L'irritation est suffisante, dit l'ancien maître de M. Roux,
lorsque le malade éprouve un sentiment de pression sur le
testicule, une douleur vive dans le trajet du cordon, et même
quelquefois dans la région lombaire (1). »

L'injection vineuse n'est pas douloureuse ! Écoutez donc
ceux qui la prônent et concluez :

«Ordinairement chaque injection (vous voyez qu'il en faut
plusieurs) détermine des douleurs que les malades compa-
rent à celle qui résulte de la pression du testicule entre deux
doigts, et qui remonte jusque dans les reins, douleurs accompagnées de sueurs, de nausées, quelquefois de vomissemens et de défaillances. »

Et qui parle de la sorte ? Ce n'est pas moi, messieurs, c'est
Sanson (tome II, page 423, 2ᵉ édition); celui que quelques-uns
appellent le véridique, le prudent Sanson ! En voici un autre.

« Cette circonstance (la douleur) ne doit pas effrayer le
jeune chirurgien ; loin de là, elle est de bon augure ; elle
annonce que l'irritation déterminée par l'opération est suffisante pour amener l'atrophie du sac de l'hydrocèle (l'auteur
vous dira, s'il le juge convenable, ce qu'il entend par atrophie du sac de l'hydrocèle). Les vives douleurs de l'opération, ajoute-t-il (donc il y a de *vives douleurs*), persistent
pendant une heure ou deux, redeviennent supportables ensuite. Dix ou douze heures après, la tuméfaction et la fièvre
commencent; des douleurs nouvelles, moins accablantes que
les premières, se font ressentir (1).»

Selon Boyer, selon Sanson, et sans doute aussi, selon

(1) *Maladies chirurgicales*, tome x, page 212.
(2) Blandin, *Dict. de médec. et de chirurg. pratiques*, tome x,
page 125.

M. Roux il y a quelques mois, l'injection vineuse cause donc,
doit donc causer, pour être efficace, des douleurs et une
réaction fort vives ; expliquera qui voudra maintenant comment ces honorables collègues n'en observent plus, n'en ont
plus besoin aujourd'hui. Il y a vraiment là de quoi s'enor-
gueillir en faveur de l'iode. N'est-il pas clair, en effet, que
depuis les injections iodées, les injections vineuses se sont
considérablement adoucies ? Ne dirait-on pas que, dans la
crainte de voir les injections iodées prendre le devant, le vin
ait changé subitement de caractère ? De malin, de douloureux
qu'il était autrefois, il a pris le parti dans ces derniers temps
de revêtir la douceur la plus *ariëtine*, l'innocuité des plus
inoffensifs médicamens. Si cela est, pour mon compte j'en
serai enchanté, et l'injection iodée n'eût-elle amené que cette
conversion, ce serait déjà un bienfait dont il serait juste de
lui tenir compte.

Au surplus, j'ai, pour ma part, été fort surpris de cette
douleur moindre produite par l'iode dans le traitement de
l'hydrocèle. Je n'y eusse pas pensé *à priori ;* il ne me serait
pas venu à l'esprit que l'alcool causât moins de souffrances
que le vin, et comme l'iode est encore plus excitant que
l'alcool, je ne m'attendais certainement pas à ce résultat.
Aussi, cherchant à m'en rendre compte, me suis-je demandé
d'abord si les douleurs de l'injection vineuse ne tenaient
pas à la distension de la tunique vaginale, ou bien à la chaleur, à la température élevée plutôt qu'à la nature du médicament ; puis, si cette douleur était vraiment indispensable.
J'avouerai que j'ai posé ces questions sans les résoudre.
Toujours est-il que je ne remplis qu'incomplétement les
kystes que j'opère par l'injection iodée, et que j'emploie le
médicament à la température de l'air ambiant. Qu'on l'ex-

9.

plique ou qu'on ne l'explique pas, après tout, peu importe au fond; il suffit au malade que le fait soit parfaitement acquis, et je ne crois pas qu'il reste aujourd'hui le moindre doute à ce sujet dans l'esprit des chirurgiens non prévenus.

§ 9. Gangrène et accidens.

Je ne m'étais pas imaginé non plus, au début de mes expériences, que l'eau iodée infiltrée dans les tissus *pouvait* n'amener ni suppuration ni gangrène. Mais des faits se sont présentés, j'ai dû les accepter. J'ai fait des expériences, elles ont été concluantes. Et qu'oppose-t-on aux observations que j'ai communiquées? quatre ou cinq faits; des faits qui, fussent-ils parfaitement exacts, ne prouveraient absolument rien contre ce que j'ai dit. Ai-je jamais affirmé, en effet, que l'injection iodée, infiltrée dans les tissus, *ne pouvait* amener ni suppuration ni gangrène? Afin qu'on ne me prête plus d'opinions contraires à celles que je veux défendre, voici le résumé sous forme de conclusions de ma manière de voir sur la valeur des injections iodées, telles que je les ai formulées dans d'autres écrits :

Il me paraît prouvé :

« 1° Que la teinture d'iode provoque avec *autant de certitude* qu'aucun autre liquide l'inflammation adhésive des cavités closes ;

« 2° Que cette teinture expose *moins* que le vin chaud à l'inflammation purulente ;

« 3° Qu'elle favorise manifestement la résolution des engorgemens simples qui compliquent les hydropisies ;

« 4° Qu'infiltrée dans le tissu cellulaire, elle *peut* ne pas amener d'inflammation gangréneuse (1). »

(1) *Recherches sur les cavités closes*, page 112.

Après avoir dit ailleurs :

« Le retentissement de la douleur dans la région lombaire est nul, les malades souffrent *ordinairement assez peu;* » j'ajoute :

« Il m'est démontré aujourd'hui que, dans le traitement des différentes variétés d'hydrocèle, la teinture d'iode produit exactement les mêmes résultats que le vin (1). »

De la suppuration, de la gangrène, arriveraient quelquefois, cela contredirait-il en quoi que ce soit ce que je viens de rappeler? Que sera-ce donc si ces faits, qu'on a rassemblés avec tant de peine, sont inexacts, faux ou dénaturés? Voyons. M. Gerdy a cité des expériences sur les chiens. Ces expériences ont été rappelées par M. Blandin. Eh bien! j'en appelle au jugement de l'Académie. Comment! on injecte 156 grammes de liquide iodé dans la patte d'un pauvre caniche ou d'un chétif griffon, et l'on s'étonne qu'il en résulte des accidens! J'ai là le texte sous les yeux. Dans sa première expérience, l'auteur de la thèse (n° 150, Paris, 1844) dit avoir injecté 79 grammes de liquide iodé dans la cuisse d'un chien. Dans une autre expérience, il en a injecté 156 grammes dans la cuisse d'un caniche; dans une troisième, il en injecte 151 grammes dans la cuisse d'un griffon. Voilà qui est textuel et précis. Or, je le demande, est-ce ainsi que les choses se passent quand, par accident, il s'échappe un peu d'injection entre les tuniques du scrotum?

M. Jobert vous a dit en quoi consistait le fait de gangrène qu'on lui attribuait. M. Blandin, qui est plus opiniâtre encore dans ses reproches, en a cité trois : celui de M. Chassaignac, un de M. Richet, et celui de M. J. Roux. Oh! pour le coup, rien ne pouvait être plus mal trouvé; j'ai dit pré-

(1) *Médecine opér.,* tome IV, pages 279-80.

cédemment ce qui s'était passé chez la malade de M. Chassaignac.

Le fait de M. Richet est encore plus singulier. En voici l'observation authentique communiquée par M. Richet lui-même.

« L'opération est pratiquée le 26 août 1845. Un liquide pur et clair s'échappe d'abord ; mais il sort bientôt après par la canule trois ou quatre cuillerées d'un sang rouge et vermeil que le chirurgien suppose venir d'une petite artériole des parois de l'hydrocèle. Après quelques hésitations, on n'en procéda pas moins à l'injection iodée. Aucun accident ne survint. La résolution s'opérait régulièrement ; seulement, au bout de trois semaines, le malade ressentit quelques douleurs à la partie supérieure de la tumeur, réduite alors au volume d'un œuf. M. Richet, croyant trouver une fluctuation douteuse dans ce point, y enfonça la lame d'un bistouri, et tira par là une masse rougeâtre homogène, un véritable caillot de fibrine, dont la nature fut d'ailleurs constatée par l'analyse chimique. Quelques grumeaux de même nature furent encore extraits les jours suivans ; la suppuration s'établit, et le malade sortit plus tard de l'hôpital parfaitement guéri. »

Où donc y a-t-il dans ce fait un reproche qui s'adresse à l'injection iodée ? Où donc M. Blandin a-t-il pris les couleurs dont il lui a plu de revêtir une observation si simple ? Cet honorable adversaire est pour le moins aussi malheureux en parlant de l'observation de M. J. Roux, en disant qu'il est survenu chez le malade une inflammation gangréneuse et des accidens qui ont inquiété vivement pour sa vie. Il n'y a pas un mot de tout cela dans le mémoire de l'auteur, et dans l'observation, il est expressément dit qu'il n'y a point eu de

gangrène, que le malade n'a jamais été en danger ; il est
même douteux qu'avant l'incision des bosselures enflam-
mées, il y eût là de l'inflammation purulente. M. Blandin me
répond, il est vrai, que si ces accidens me sont pas men-
tionnés dans le mémoire, M. Roux les lui a communiqués de
vive voix à lui, M. Blandin. Ceci me paraît sérieux, très sérieux. Sans vous en apercevoir, vous feriez jouer là un singulier rôle à l'auteur. Comment ! il serait venu lire à l'Académie une observation dans laquelle il dit que son malade
est guéri, qu'il n'a point éprouvé d'accidens graves, et il
vous aurait dit à vous, sous le manteau de la cheminée, que
ce malade a été pris d'une inflammation gangréneuse, et que
sa vie avait été gravement compromise. Non, non ! cela ne
se peut pas, et je proteste de toutes mes forces contre de pareilles insinuations (1).

Voilà pourtant ce que ces messieurs sont parvenus à ras-
sembler contre les injections iodées ! Il faut, en vérité, que
cette méthode soit encore plus innocente que je ne l'aurais
cru, puisque tant de gens désireux de la trouver en défaut
en sont réduits à de pareils faits.

Cela ne leur suffit pas, du reste, et, ne pouvant rien arti-
culer de précis contre l'iode, ils en sont arrivés à soutenir que
le vin lui-même, infiltré dans les tissus, ne produit pas ordinairement la gangrène. Ce serait encore là une amélioration
dont l'iode pourrait à juste titre revendiquer l'honneur ; car
avant cette discussion, les partisans du vin convenaient
volontiers, étaient même les premiers à dire que l'injection
vineuse amenait cet accident.

____

(1) M. J. Roux m'a écrit depuis pour me dire qu'il n'a point
tenu ce langage à M. Blandin.

Infiltré dans le scrotum, le vin ne provoque ni suppuration ni gangrène! Mais y pensez-vous? Et les malades qu'indique Boyer et qui sont morts, et la citation textuelle de
l'article de M. Blandin, que j'ai faite dans une autre séance;
M. Blandin, qui a dit sans y mettre aucune expression res-
trictive : « Le passage du vin dans le tissu cellulaire est un
accident plus commun... et des plus graves... lorsqu'il arrive
par malheur, les bourses se gonflent considérablement.
Bientôt le sphacèle des parties survient... Comme après les
grandes infiltrations urineuses... les accidens généraux les
plus redoutables se manifestent et amènent quelquefois une
terminaison funeste » (Dict., *loc. cit.*). Après une déclaration
aussi formelle, dis-je, M. Blandin voudrait soutenir que le
vin chaud infiltré dans les tissus ne provoque pas la gangrène!

M. Gerdy n'est pas moins explicite : « J'arrive (c'est
M. Gerdy qui parle) aux accidens qui peuvent compliquer
l'injection vineuse. Nous en noterons trois principaux (principaux, vous entendez; c'est qu'il y en a d'autres dont on ne
parle pas) : l'infiltration du liquide dans le tissu cellulaire,
les abcès et la gangrène (1). » Est-ce clair, et d'ailleurs n'est-ce
pas l'avis de tout le monde? Si je cite ces messieurs, c'est
parce que je ne veux pas emprunter le langage des antagonistes de l'injection vineuse.

Une autre objection s'est encore fait jour. Je ne la relève-
rais pas si elle n'avait point été acceptée ailleurs. On a dit
que la teinture d'iode entraînerait à plus de dépenses que le
vin, qu'elle était « moins facile à trouver partout (2). » Y a-t-

(1) *Archives générales de méd.,* troisième et nouvelle série,
tome I.
(2) Gerdy, *Arch. gén.,* pag. 68, t. 1, troisième et nouvelle série.

il quelque chose de sérieux dans une pareille pensée ? Pour l'injection vineuse, et avec les compresses imbibées de vin dont on se sert pendant six ou huit jours, il faudra bien deux ou trois bouteilles de vin ; joignez-y le charbon, le réchaud ; et, je le demande, tout cela n'équivaudra-t-il pas au prix d'une cuillerée de teinture d'iode? On trouve du vin partout, dit-on. D'abord cela n'est pas exact, et M. Benet remarque que dans le pays où il a observé, à Lahore, il lui était plus facile de se procurer de la teinture d'iode que du vin. Qui donc serait embarrassé pour trouver de la teinture d'iode, quand il s'agit d'opérer une hydrocèle? Mais c'en est assez là dessus.

§ 10. Insuccès.

Cependant les injections iodées ont, dit-on, échoué dans quelques cas. A quoi cela tient-il? En bonne conscience, ce n'est pas à moi de répondre à une telle question. Entre nos mains les injections iodées n'ont jamais produit d'accidens et ont à-peu-près constamment réussi. Si elles ont échoué dans la pratique de M. Blandin, c'est à lui d'en chercher la raison. En admettant que tout ait été fait convenablement, il faut que quelque mystère se soit glissé là-dessous. Si je voulais absolument une explication, je la trouverais peut-être dans les remarques que nous ont communiquées MM. les chimistes, et je pourrais dire : S'il vous est arrivé des malheurs, si vous avez échoué, c'est que vous avez employé de la teinture d'iode trop récente ou trop ancienne. Mais cette ressource m'échappe aussitôt, puisque la teinture d'iode dont je me suis servi a été prise, tantôt à l'hôpital et venant de la pharmacie centrale par conséquent, tantôt en ville chez des pharmaciens très différens, et puisque, soit qu'il y eût au moment du mélange beaucoup, ou peu, ou point de précipité, soit que la teinture parût nouvelle ou qu'elle fût ancienne, elle m'a toujours donné des résultats satisfaisans. C'est donc une explication à laquelle je renonce et que j'abandonne à ceux de mes collègues que cela concerne.

§ 11. Eau-de-vie.

Maintenant je dois dire un mot de l'idée de M. Laugier et de M. Caventou. Ces messieurs admettent comme moi l'innocuité et l'efficacité des injections iodées. Ils se demandent seulement si cette efficacité ne serait pas due exclusivement à l'alcool de la teinture. Je l'ai déjà dit, les injections avec l'eau-de-vie camphrée, l'eau-de-vie ordinaire, avec de l'alcool légèrement affaibli, ont été essayées par moi, comme autrefois par Monro lui-même, par Majault, comme il y a vingt ans par mon ancien maître, M. Jules Cloquet. J'en eusse continué l'usage si elles n'avaient pas échoué trois fois sur douze, un peu plus souvent que le vin chaud, par conséquent, dans les cas que j'ai observés. C'est, du reste, parce que ce médicament m'avait paru bon que j'espérais, en y ajoutant l'iode, qui est lui-même excitant et résolutif, trouver un remède encore plus efficace. Or, comme depuis ce moment les succès de l'injection iodée ne m'ont rien laissé à désirer, je me suis arrêté à l'idée que la teinture d'iode devait être préférée à l'eau-de-vie proprement dite.

Je ne sais point du tout si la formule que nous propose M. Guibourt, c'est-à-dire 5 p. d'iode, 5 p. d'iodure de potassium sur 50 p. d'alcool et 100 p. d'eau, triturées, dissoutes extemporanément, conviendrait; je n'ai aucune raison d'en douter; mais enfin je ne puis pas me dispenser de faire remarquer qu'en procédant comme je l'ai fait, les injections iodées réussissent parfaitement bien.

§ 12. Témoignages.

Et puis, messieurs, n'allez pas croire qu'elles ne réussissent qu'à moi, ces injections. Vous avez entendu M. Jobert, puis M. Bérard, et à l'instant même M. Laugier, qui n'a point vu de récidive du tout, qui ne comprend rien aux objections qu'on nous fait.

En voici bien d'autres; écoutez M. Lenoir, chirurgien de l'hôpital Necker : « L'injection iodée, dit-il, met à l'abri des dangers de l'infiltration. Chez un malade auquel l'injection fut faite dans le tissu cellulaire des bourses, le liquide iodé n'amena aucun accident. Il s'agissait cependant d'un homme d'à-peu-près cinquante ans. Chez un autre malade, au contraire, l'injection vineuse détermina des eschares et une suppuration qui amenèrent la mort (1). »

Voulez-vous entendre M. P. Guersant? Il vous affirmera que :

« Les guérisons par la teinture d'iode paraissent plus promptes que par l'injection vineuse » (Même journal).

« De tous les malades opérés par moi, dit M. Chassaignac, soit dans les hôpitaux, soit en ville, au moyen de l'eau iodée, il n'y en a pas un qui n'ait guéri définitivement. »

Voilà donc déjà six chirurgiens des hôpitaux de Paris qui ont obtenu de l'injection iodée les mêmes résultats que moi. Voulez-vous y ajouter M. Pasquier fils?

« Ce chirurgien a mis plus de soixante fois l'injection iodée

(1) *Gazette des Hôpitaux*, 14 octobre 1845.

en usage, et il a constaté que la douleur manque alors environ dix-neuf fois sur vingt (1). »

Dans un autre écrit, on trouve :

« Sur cinquante hydrocèles simples ou doubles, M. Pasquier a constamment réussi, au moyen de l'injection iodée (2). »

Ce n'est pas à Paris seulement que de tels succès ont été obtenus.

« Sur un malade, dit M. Godard, chirurgien de l'hôpital de Versailles, j'ai employé le vin chaud, et l'opéré a éprouvé les vives douleurs que produit ordinairement ce liquide, douleurs qui se sont prolongées jusque dans la région lombaire. Sur cinq autres, j'ai employé la teinture d'iode, un seul a accusé de la douleur ; les quatre autres en ont à peine ressenti ; ils sont tous guéris (3). »

« Il est impossible, dit le professeur Serre, de Montpellier, de ne pas admettre que l'injection iodée est de beaucoup préférable à l'injection vineuse ; il vous souvient des résultats heureux qu'elle m'a constamment donnés (4). »

Et M. Sicard, qui cite près de trois mille opérations d'hydrocèle par l'injection iodée, et qui termine par cette phrase : « Il n'y a jamais eu d'accidens, il n'y a eu qu'une récidive sur cent (5). »

La lettre que M. Benet Péraut a adressée récemment à l'Académie royale de médecine contient aussi ce paragraphe :

« J'ai opéré plusieurs centaines d'hydrocèles, par l'injec-

(1) *Mémoires de chirurgie militaire*, tome LIII, page 218.

(2) *Annales de thérapeutique*, janvier 1845, page 376.

(3) *Mémoires de chirurgie militaire*, tome LIII, page 204.

(4) *Comptes-rendus de la Clinique*, 1839, page 29.

(5) *Méd. chir. Rev.*, 1840.

tion iodée, dit ce médecin, et, je puis l'affirmer, toujours sans inconvéniens et avec succès, en produisant peu de douleurs, et n'ayant vu qu'une récidive sur cent. »

Il n'est pas jusqu'au Brésil où « ce procédé ait été tenté avec un égal succès dans la ville de Rio, par MM. Franca et Costa, » dit M. Sigaud (1).

Faudrait-il ajouter à ces témoignages celui du chirurgien du roi de Suède, assis en ce moment à nos côtés, et qui vous dira que, dans son pays, les injections iodées agissent comme je l'ai dit; celui de M. Stéwart, de New-York; de M. Lesinert, de l'île Bourbon; de M. Pétrequin, de M. Bouchacourt, de Lyon, et d'une infinité d'autres dont je pourrais montrer la correspondance ou les écrits? Mais n'est-ce pas assez de toutes ces preuves, et ne serait-ce pas fatiguer la patience de l'Académie que d'en accumuler davantage?

§ 13. Commission.

On vient d'émettre l'idée d'une commission. Déjà cette pensée s'était fait jour dans la discussion. Pour moi, je ne demande pas mieux. Mais, en vérité, que veut-on? Que fera cette commission? Est-ce pour savoir s'il est vrai que M. Blandin ne réussit pas avec les injections iodées? Franchement, puisqu'il en convient, puisqu'il nous l'a dit, nous devons l'en croire. Serait-ce plutôt pour savoir si ce que j'avance est exact? Alors j'ai quelque chose de plus simple, de bien plus expéditif à proposer: au lieu d'attendre et de suivre des faits nouveaux, voici l'observation de ceux qui sont accomplis. J'ai là une quarantaine de noms de malades opérés dans la ville; j'en retrouverai peut-être cinquante autres. J'ai chez moi cent cinquante ou deux cents observations recueillies à l'hôpital. Eh bien! que ceux qui con-

____
(1) *Méd. et chir. du Brésil,* page 415.

serveraient quelques doutes se réunissent, et nous cherche-
rons ensemble l'adresse de ces malades; nous en retrouverons
certainement plus d'un cent à Paris, et nous les examinerons.
Pour l'hydrocèle, la question est claire, l'examen facile. En
les questionnant, on saura bien vite s'il est vrai qu'ils
aient eu une hydrocèle, qu'ils aient été opérés par moi, et
qu'ils soient ou non guéris. Tous ces faits, j'en offre l'examen
à quiconque le demandera, non pas simplement aux partisans
de la méthode, mais aussi à ses antagonistes. En huit jours
on pourra, il me semble, être parfaitement édifié sur le sujet.

Au lieu des observations passées, veut-on des faits à venir?
J'y consens également, à la condition toutefois qu'il s'agira
de faits de ma pratique, et non de celle de mes honorables
adversaires. Il tombe sous le sens, en effet, que pour savoir
si je réussis avec les injections iodées, c'est à moi, et non à
M. Blandin, qu'il convient d'en demander la démonstration.
En confiant les injections iodées à M. Blandin pour décider
si elles me réussissent, je craindrais en vérité qu'il ne leur
prît fantaisie d'agir chez lui tout autrement qu'elles ne le font
entre mes mains. Que sais-je, moi? A-t-on jamais vu, d'ailleurs, ceux qui veulent connaître la valeur d'une méthode
dont les résultats heureux sont contestés, aller chercher la
preuve que cette méthode est bonne dans la pratique de
ceux qui la repoussent ou qui la combattent? N'est-ce pas à
celui qui la vante qu'on s'adresse pour avoir la démonstration de ce qu'il en dit? J'ajouterai que, sous ce point de vue,
je suis tout prêt; pour peu qu'on le désire, je m'engage volontiers à dire ici tous les mardis que j'aurai à l'hôpital, tel jour
de la semaine, tel ou tel malade à opérer, afin de mettre
ainsi les personnes qui veulent s'éclairer à même de suivre
les effets de l'injection iodée.

§ 14. Hydarthroses.

Tout ce qui précède se rapporte aux hydrocèles, aux différentes espèces de kystes, et laisse la question des hydarthroses de côté ; or, c'est sur l'hydarthrose qu'on a le plus insisté pour repousser les injections iodées. Ici encore j'ai eu le malheur de ne pas toujours être compris. J'ai dit en commençant que ma discussion portait exclusivement sur les hydarthroses chroniques, anciennes, rebelles, dépourvues de lésions organiques des os, des cartilages ou des enveloppes de la jointure, et l'on a raisonné comme si j'avais proposé les injections iodées dans les hydarthroses récentes, traumatiques ou autres, dans les hydarthroses qui compliquent les différentes maladies articulaires ; j'ai dit que l'injection iodée était un remède de plus, un dernier remède pour les hydarthroses essentielles que rien n'avait pu dissiper, et l'on m'a répondu qu'on guérissait l'hydarthrose par l'émétique, par les moxas, l'onguent mercuriel, l'immobilité, comme si je n'avais point parlé moi-même de ces différentes médications ! J'ai dit, enfin, que l'injection iodée dans l'hydarthrose était loin de réussir toujours, de réussir aussi bien que dans l'hydrocèle, et l'on a discuté comme si j'avais soutenu que, dans l'hydarthrose, l'injection iodée est toujours suivie de succès. Je suis donc obligé de rétablir de nouveau les faits.

Quand j'ai pris le parti de soumettre l'hydarthrose à l'injection iodé, c'est après de mûres réflexions. Les écrits de Boyer sur cette question étaient pour moi, comme pour tout le monde, une sorte d'épouvantail. Cependant j'avais si souvent constaté l'innocuité, l'efficacité des injections iodées partout ailleurs, que j'étais entraîné malgré moi à me demander si, dans les articulations, elles feraient naître ce cortége formidable de symptômes indiqué par Boyer.

En étudiant avec attention les raisons données par cet auteur, je ne tardai pas à m'apercevoir d'une chose, c'est que les observations qu'il invoque avaient été mal interprétées, qu'il ne s'agissait point, dans ces observations, d'opérations comparables à celle de l'hydrocèle, mais bien d'injections répétées plusieurs jours de suite, d'injections détersives, d'injections, en un mot, qui tendaient à traiter l'hydarthrose comme un abcès qu'on veut déterger. Dès-lors, je fus frappé d'une remarque, c'est que, transformant par une plaie l'hydrocèle en un vaste foyer purulent, on aurait manifestement toute autre chose que ce que l'on veut obtenir, que ce que l'on obtient réellement par l'opération qui est destinée à guérir radicalement cette maladie. Partant de là, les observations de Boyer ne me parurent pas démontrer que L'opération de l'hydrocèle était applicable à l'hydarthrose; mais j'eus au moins le droit de les mettre de côté, comme étant étrangères à la question en litige, et de croire que les raisonnemens de l'auteur manquaient de bases pratiques. D'ailleurs, j'avais en quelque sorte déjà tourné tout autour du genou; j'étais même, selon toute apparence, entré une fois dans cette jointure, sans le faire absolument exprès, lorsque je me décidai franchement à tenter l'injection iodée dans l'hydarthrose. Aujourd'hui je l'ai appliquée au genou douze à quinze fois. M. Bonnet possède un nombre de cas à-peu-près semblables; M. Bérard vous en a cité cinq, M. A. Robert en possède un, ce qui fait au moins trente exemples. Eh bien! qu'est-il arrivé? Aucun des malades n'a eu la vie compromise par cette opération. Chez aucun les suites immédiates de l'injection iodée n'ont été inquiétantes; plus de la moitié d'entre

eux sont guéris. Chez une bonne partie des autres le mal
s'est amélioré, a fini même par s'éteindre sous l'influence
de quelques médications consécutives. Dans quelques cas
seulement, le mal de la jointure a continué de faire des
progrès; chez trois malades, l'amputation de la cuisse est
devenue nécessaire; mais dans quelles conditions? au bout
de six mois chez les malades de M. Bérard, au bout d'un an
chez le malade de M. Robert, et chez des hommes qui, au
moment de l'opération, avaient une tumeur blanche très
avancée, plutôt qu'une hydarthrose pure et simple, comme
je le demande. — Or, qu'ai-je dit autre chose, que pouvais-je
désirer d'abord?

L'injection iodée dans les articulations atteintes d'hydarthrose n'est pas dangereuse, comme on le croyait.
Voilà un premier fait acquis à la pratique aujourd'hui.
Dans aucun cas, il n'y a eu jusqu'ici d'accident sérieux qui
puisse être raisonnablement imputé à l'opération. — Ceci
posé, la principale difficulté est surmontée; dès-lors il est
permis d'expérimenter. En second lieu, peut-on guérir en
agissant ainsi? Les faits parlent encore ici d'eux-mêmes. La
moitié au moins des malades sont guéris, et sont guéris sans
ankylose, en conservant la mobilité de leur jointure; d'autres
ne sont pas guéris, il est vrai, mais leur état n'a pas été
aggravé par l'opération; autre fait d'autant plus important
que l'injection iodée n'empêche en aucune façon de traiter la
maladie de la jointure simultanément ou consécutivement
par tous les autres moyens connus.

Ne voulant tromper personne, ni me faire illusion à moi
même, j'ai dit et je rappelle à dessein qu'il ne faut pas s'attendre, en ce qui concerne l'hydarthrose, à des guérisons
aussi faciles, aussi constantes que dans l'hydrocèle, et cela

pour deux raisons principales : 1º parce que le kyste, dans l'hydarthrose, est formé de parois qui appartiennent pour une grande part aux surfaces ostéo-cartilagineuses ou fibreuses, outre que ce kyste est naturellement très anfractueux, au lieu d'être représenté par des parois complétement molles et très vasculaires, toutes conditions, on le devine, peu favorables au développement, au mécanisme de l'inflammation simplement adhésive ; 2º parce que les hydarthroses anciennes et rebelles existent rarement sans qu'il y ait dans la jointure quelques érosions, quelques fongosités, quelques altérations dans les tissus, autres conditions également peu propres à favoriser le résultat qu'on désire. En fin de compte, j'ai donné mes observations à ce sujet, 1º comme des essais de nature à encourager des tentatives semblables ; 2º comme ne décidant que quelques points de la question ; 3º comme démontrant que l'opération n'est pas dangereuse ; qu'en cas de succès, elle n'amène pas nécessairement l'ankylose, et que, sans donner l'espoir d'un succès constant, elle permet au moins de compter sur des guérisons assez nombreuses.

§ 15. Eclaircissemens et rectifications.

Aux objections tirées d'expériences et de raisonnemens, j'ai opposé des expériences faites sur des chevaux par MM. Leblanc et A. Thierry. Ainsi que je l'ai dit, ces praticiens possèdent trente-cinq observations d'injections iodées (quinze dans les jointures, sept dans des bourses muqueuses, dix dans des gaînes tendineuses, et deux dans les plèvres), d'où il résulte que ces injections n'ont jamais été suivies d'accidens graves, et qu'elles ont toujours amené une guérison complète ou une amélioration notable dans l'état des animaux, sans qu'il y ait eu aucune récidive. Ils ajoutent, et j'ai vu moi-même les pièces, comme j'ai vu les autres chevaux opérés par eux, ils ajoutent que du vin rouge ayant été injecté d'un côté, et de l'eau iodée de l'autre côté, dans les deux jarrets d'un même cheval, il est survenu dans le jarret traité par le vin une inflammation purulente, et dans le jarret traité par l'iode une simple inflammation adhésive.

En opposition avec ces faits, M. Bouley en a invoqué quelques autres. Il a vu, dit-il, chez un cheval opéré d'un large vessigon par l'injection iodée, une eschare gangréneuse, des accidens sérieux. L'animal aurait perdu la moitié de sa valeur; mais M. Bouley n'a eu les renseignemens qu'indirectement, et voici ce que j'apprends du vétérinaire qui a pratiqué l'opération. — Le mal avait été combattu par des irritans, puis par deux vésicatoires. Au bout d'une dizaine de jours, la tumeur, restant très volumineuse, fut opérée par M. Leblanc; l'inflammation fut vive; on s'en prit à l'irritabilité de l'animal, qui se débattit et brisa tout dans une écurie séparée, où l'on avait voulu l'isoler. Du reste, il ne perdit guère de sa gaîté ni de sa vivacité ordinaire. Au bout de quinze jours, la tuméfaction avait diminué; l'opérateur reconnut alors qu'il existait à la face externe du jarret, qui avait été durcie par le vésicatoire, une place dure, comme escharifiée. Cette plaque laciniée se bornait à l'épiderme et au tissu muqueux. L'opérateur soutient que cette plaque superficielle doit être attribuée aux vésicatoires, et non à l'injection iodée. Du reste, l'animal a couru si peu de danger, qu'on a pu le remmener au bout de moins de deux mois, et lui faire faire soixante-quinze lieues. Quant à moi, placé entre deux assertions contradictoires, je ne puis rien décider, si ce n'est qu'en bonne logique, et en admettant une égale bonne foi de part et d'autre,

26.

M. Leblanc, qui a vu, opéré le cheval, devrait être mieux
en mesure d'affirmer et de savoir ce qui s'est passé que
M. Bouley, qui n'en parle guère que par ouï-dire. Encore
un coup, il y a dans les insuccès d'Alfort et du vétérinaire
de Rouen quelque chose de singulier, qu'il appartient à
ces messieurs d'expliquer, de rechercher. Des faits négatifs
n'ont jamais détruit et ne peuvent pas détruire des faits posi-
tifs. Avec le même remède, on guérit d'un côté, on tue de
l'autre. De quoi cela dépend-il? C'est évidemment à ceux
qui échouent de s'en informer, de le chercher. —S'ils veulent
absolument le savoir, M. Leblanc offre du reste un moyen
qui me paraît loyal et concluant, c'est qu'ils se donnent la
peine d'assister à ses opérations, de vouloir bien examiner
les chevaux qu'il traite par l'injection iodée.

§ 16. M. Bouley.

— M. Bouley a la parole pour un fait personnel. Il persiste
à dire que l'eschare observée sur le cheval dont il a donné
l'observation était bien l'effet de l'injection et non du vésicatoire, et que les faits observés aux infirmeries d'Alfort, dans
un service destiné à l'enseignement, sont aussi exacts qu'au-
thentiques. Il rend le même témoignage à ceux de M. Verrier, de Rouen (1).

§ 17. M. Gerdy.

— M. le Président se dispose à mettre aux voix les conclusions du rapport. M. Gerdy demande la parole sur ces
conclusions ; elles lui paraissent trop favorables. Il verrait

(1) On va voir plus loin que M. Bouley avait été en partie
trompé par de faux renseignemens.

un grave inconvénient à ce que l'Académie donnât son assentiment à une opération pour le moins hasardeuse et destinée peut-être à avoir le même sort que celle du bégaiement et de l'extension forcé des genoux ankylosés ; une pareille adhésion aurait quelque chose de compromettant pour l'Académie.

Sur ces observations, et vu le petit nombre de membres présens, le vote des conclusions est renvoyé à la séance suivante.

§ 18. M. Velpeau.

J'avais bien raison de ne pas trop insister sur l'explication des insuccès et des malheurs signalés par ces messieurs. Tout prouve, en effet, aujourd'hui, que les malheurs et les insuccès, dont ils ont parlé, n'existent point. La lettre du docteur P..., insérée ci-dessous, prouve sans réplique que son cheval, opéré par M. Leblanc, est guéri, et que l'eschare dont a parlé M. Bouley tenait aux vésicatoires bien plus qu'à l'injection iodée. Voici venir d'un autre côté M. Verrier, de Rouen, qui réclame, « qui a pratiqué au moins vingt fois l'opération, qui n'a *jamais* eu d'accidens, qui compte même de nombreuses améliorations et divers succès absolument complets ! » (Lettre du 29 janvier). On le voit donc, soit qu'ils viennent de la pathologie humaine, soit qu'on les ait puisés dans l'hippiatrique, les prétendus faits qui devaient déposer si violemment entre l'efficacité et l'innocuité des injections iodées s'évanouissent, se dispersent comme de vains fantômes dès qu'on en approche la lumière, dès qu'on veut n constater l'exactitude.

Lettre du docteur Ponceau.

« Vers la fin de février de l'année 1845, mon cheval très

ardent, attelé avec un autre plus froid à une voiture trop lourde, fut affecté d'un vessigon assez considérable faisant saillie des deux côtés du jarret droit, et présentant, en dedans et en dehors, le volume de la moitié d'un gros œuf de poule. M. B., consulté, conseilla d'abord le repos et des frictions résolutives qui ne produisirent aucun résultat; plus tard, un vésicatoire fut appliqué sur toute la surface de *la tumeur externe.* Son action irritante fut très énergique; le jarret devint très gonflé et très douloureux, et l'animal perdit l'appétit pendant quelques jours; la matière emplastique, sous l'influence de la chaleur, *coula dans deux ou trois points le long du jarret*, de manière à former des *bavures de 5 à 6 centimètres.* Sous l'influence du repos et de quelques lotions émollientes, ces symptômes disparurent au bout de huit à dix jours, mais la tumeur resta la même, moins évidente cependant, à cause d'un peu de gonflement qui persistait autour de sa base et en diminuait la saillie. Les choses en étaient là, et le poil commençait à repousser sur la surface rasée pour l'application du vésicatoire, lorsque, n'ayant plus d'autre ressource que l'application du feu, j'eus connaissance des expériences faites avec succès dans des cas semblables, en injectant de la teinture d'iode dans les poches synoviales distendues.

« Après avoir demandé avis sur le cas qui se présentait, et m'être soumis sciemment aux chances défavorables qu'entraînait la grande irritabilité, la constitution énergique des chevaux de race anglaise pure et croisée, l'opération fut résolue. Le liquide synovial expulsé fut remplacé par un mélange d'un tiers de teinture d'iode et de deux tiers d'eau, dont on laissa dans la cavité synoviale tout ce qui put y être conservé. Quoique l'opération eût été faite le matin du 25 mars, ce n'est que le lendemain matin qu'un gonflement considérable du jarret se développa avec une douleur très vive. L'animal avait de la fièvre, était abattu, sans appétit, et ne put se coucher pendant les deux ou trois premiers jours. Ces conséquences de l'injection étaient prévues. Mais ce qui surprit, c'est qu'au bout de quelques jours, *toute la surface qui avait été recouverte par la matière emplastique du vésicatoire*, et où un poil fin commençait à se montrer, devint brune, sèche, et beaucoup plus douloureuse à la pression que toutes les autres parties du jarret. Dès-lors il ne fut plus possible de douter que toute cette portion de peau, y compris *les bavures de la partie inférieure*, s'était sphacélée. En effet, une légère suppuration se montra au pourtour, et, gagnant le centre de l'eschare, détermina sa chute au bout d'une quinzaine de jours environ. Cependant l'animal, qui avait repris de l'appétit et la possibilité de se coucher, avait été mis en liberté dans un écurie assez vaste, où il était seul et pouvait marcher tout le jour. L'articulation, par conséquent, pouvait se mouvoir assez facilement, et le gonflement avait beaucoup diminué. Toutefois le pourtour du jarret était empâté, et s'il n'était plus possible de sentir de fluctuation, on ne trouvait pas non plus de diminution dans le diamètre transversal. Le cheval étant dans cet état et pouvant faire d'assez longues promenades, fut dirigé sur Angers le 20 mai et conduit en laisse à côté d'un autre cheval. La route est de 75 lieues, et fut faite sans accident en huit jours. Toutefois, le jarret était plus gonflé à l'arrivée, mais le repos le rétablit comme au moment du départ.

« Le jarret, pressé transversalement au-devant du tendon, présentait une assez grande dureté. Cependant le tissu cellulaire sous-jacent à la peau de toute cette partie, même de la pointe du jarret, était évidemment œdémateux et le siége d'un tremblotement pendant la marche. La plaie, siége d'une suppuration de bonne nature, avait un peu diminué d'étendue.

« Depuis ce moment jusqu'à la fin d'octobre, le cheval a constamment vécu dans une prairie, et je ne l'ai revu qu'à cette dernière époque. La plaie alors était complétement cicatrisée. L'engorgement œdémateux du tour du jarret avait disparu, et dans toute cette étendue, la peau souple glissait naturellement sur les os et les tissus fibreux; mais il y avait beaucoup de raideur dans l'articulation; cette raideur a disparu au bout d'une quinzaine de jours d'exercice, et l'animal, attelé de nouveau, a pu faire le même service qu'avant son accident.

« Je suis persuadé que si un accident grave est venu compliquer les phénomènes qui sont ordinairement la suite des injections de teinture d'iode, la forme et l'étendue de l'eschare indiquent suffisamment que la peau, encore soumise en ce point à un reste d'inflammation causé par les vésicatoires, était prédisposée au sphacèle qu'est venue déterminer une inflammation nouvelle, commune à tous les tissus de l'articulation. Je n'attribue donc pas à l'injection elle-même, mais à la circonstance dans laquelle elle a été faite, l'accident qui a retardé la guérison de mon cheval. »

M. Verrier.

Ct aux observations de M. Verrier, elles ont été rectifiées par M. Bouley lui-même avec franchise et loyauté, de la manière suivante.

« Depuis le jour où j'ai eu l'honneur de faire cette communication à l'Académie, dit M. Bouley, j'ai reçu de M. Verrier, de Rouen, une lettre qui renferme de nouveaux renseignemens fort intéressans que je me fais un devoir de consigner ici sommairement.

« Après avoir confirmé *en tous points* les trois faits qui le concernent et que j'ai rapportés, M. Verrier m'annonce que, peu satisfait de ses premiers essais, il a fait de nouvelles tentatives, en affaiblissant toutefois le médicament, d'après l'avis du praticien distingué qui lui en avait conseillé l'emploi, et il ajoute que par ce procédé modifié il a obtenu des résultats très avantageux ; que trois chevaux affectés d'hydarthroses considérables ont été complétement guéris par des injections de teinture d'iode, et que l'état de plusieurs autres s'est notablement amélioré sous l'influence de la même médication.

« Je regrette beaucoup que la lettre de M. Verrier ne me soit pas parvenue avant la clôture de la lumineuse discussion qui vient d'avoir lieu, je me serais empressé, dans l'intérêt de la science et de la vérité, de soumettre en même temps à l'Académie et les succès et les revers de mon honorable confrère. Il serait bien à désirer que l'expérience vînt consacrer l'efficacité des injections iodées ; s'il en était ainsi, cet agent thérapeutique pourrait, en médecine vétérinaire, être souvent substitué à la cautérisation transcurrente, opération longue et douloureuse qui d'ailleurs, quelque bien faite qu'elle soit, a le grave inconvénient de laisser après elle des traces indélébiles. »

Lettre de M. Dieulafoy.

L'observation d'ascite, guérie par l'injection iodée, va compléter ces rectifications.

— M. Fontan, correspondant de l'Académie, à Bagnères-de-Luchon, présent à la séance, donne lecture d'une lettre qu'il a reçue de M. Dieulafoy, de Toulouse. Nous tirons de cette lettre l'observation du malade sur lequel le chirurgien de Toulouse a fait une injection d'iode dans l'intérieur de la cavité péritonéale.

«Cazères, teinturier, logé rue des Couteliers, âgé de quarante-deux ans, d'une constitution cachectique, affaibli par une diarrhée constante (12, 15 selles par jour) qu'il avait depuis plus de deux ans, se rendit, le 18 octobre 1840, à la foire de Grenade. Après quelques excès en vin, liqueurs, il fut exposé au froid, en se retirant pendant la nuit. Le lendemain, 19 octobre, malaise général, fièvre, douleurs dans le ventre; la diarrhée est totalement supprimée. Le médecin ordinaire prescrit le repos, les calmans, un bain. Sous l'influence de ces moyens la douleur diminue; le malade croit s'apercevoir que son ventre grossit.

« Le 29 octobre, le médecin constate un épanchement dans le péritoine: cet épanchement augmente malgré le traitement.

« Le 15 décembre, consultation avec MM. Viguerie et Rauphast, médecin ordinaire.

«Le traitement prescrit (digitale à l'intérieur et en frictions, diurétiques, purgatif, etc.) est fait sans succès. Nouvelle consultation, le 13 janvier 1841, avec MM. Naudin et Rauphast médecin ordinaire.

« La ponction est conseillée. Le 15 janvier, je suis appelé, comme chirurgien, pour faire la ponction.

« Je trouve le malade très amaigri, le ventre énormément distendu, les extrémités inférieures infiltrées; la ponction donne 20 litres de liquide clair, mousseux.

« Le 3 février, appelé de nouveau, nouvelle ponction: 18 litres de liquide.

« Dans l'intervalle, le malade avait été soumis au traitement conseillé dans les consultations, ne pouvant respirer, et prêt à suffoquer, par l'énorme dilatation du ventre.

« Le 20 février, nouvelle ponction : 24 litres de liquide. Je ne voyais pas le malade entre les ponctions.

« Le 9 mars, nouvelle ponction : à-peu-près même quantité de liquide. Mais le malade, très affaibli, eut une syncope presque mortelle ; il fut long-temps à se remettre, malgré la compression du ventre et les autres moyens (Frictions alcooliques, etc.).

« Bien convaincu que l'ascite, qui était réfractaire aux remèdes, devait entraîner rapidement la perte du malade, je conçus l'idée d'oblitérer la cavité péritonéale par une injection iodée. Je fis part de mon projet à mon confrère Rauphast, qui l'accepta, voyant le danger imminent.

« Le 20 mars, le malade était sur le point d'expirer, tant était grande la gêne de la respiration par le développement du ventre. Nouvelle ponction.

« Une solution iodée avait été préparée d'avance :

$\qquad$ 32 grammes teinture d'iode,

$\qquad$ 4 grammes iodure de potassium,

$\qquad$ 150 grammes d'eau.

« Au moment de l'injection, cette solution fut affaiblie en ajoutant de l'eau. L'injection fut faite dans le péritoine par la canule, qui avait été laissée en place. Avec la main promenée sur le ventre, la solution fut étendue dans cette vaste cavité. Le malade éprouva une sensation de chaleur agréable.

« Après l'avoir laissée séjourner quelque temps, le malade, qui avait été couché à plat, fut remis sur le côté ; il sortit par la canule la moitié du liquide injecté.

« Le soir, réaction fébrile, légère douleur de l'abdomen :

frictions mercurielles, cataplasmes. Le lendemain, le malade est mieux. Je ne fus appelé auprès de lui que le 1er avril : nouvelle ponction. La cavité péritonéale avait été oblitérée par moitié. Le développement était fait aux dépens de la partie supérieure et droite de l'abdomen.

« 8 ou 10 litres de liquide; nouvelle injection iodée; mêmes phénomènes que lors de la première injection.

« Le 30 mai, je fus appelé de nouveau. La tumeur formée par le liquide était globuleuse, arrondie. Nouvelle ponction : 3 litres de liquide. Nouvelle injection iodée : mêmes phénomènes, état fébrile, douleur abdominale.

« Huit jours après, le malade était infiltré dans tout son tissu cellulaire. La cavité abdominale ne contenait plus de liquide. Je cessai de voir le malade. Des purgatifs administrés le débarrassèrent de son infiltration. Sa convalescence fut longue, mais sa santé se rétablit complétement. Il reprit son état : seulement lorsque, étant courbé, il se relevait, il éprouvait des tiraillemens dans le ventre, comme si les deux feuillets du péritoine ne jouaient plus l'un sur l'autre avec facilité.

« J'ai injecté une seconde fois de l'iode dans l'abdomen ; le temps me manque pour prouver l'innocuité de l'injection iodée. Je rapporterai le fait suivant :

« Pendant mon exercice de chirurgien à Saint-Jacques, je dis à un nouvel interne (M. Carivenc, actuellement chirurgien militaire) de préparer une injection à l'iode pour une hydrocèle que je voulais opérer. La ponction et l'évacuation du liquide étant faites, l'interne introduit la seringue dans la canule, que je n'avais pas abandonnée ; le malade n'éprouve pas de très grandes douleurs. De liquide iodé évacué, je fus étonné de la couleur ; je demandai à l'interne comment il l'avait préparé, il me répondit que c'était de la teinture d'iode pure. Je craignis des accidens, qui ne se développèrent pas, et le malade guérit.

« Ce fait put être constaté par tous les étudians qui suivaient la visite. »

— M. Velpeau donne une nouvelle lecture des conclusions de son rapport; elles sont mises aux voix et adoptées.

CHAPITRE IV.

Remarques sur la discussion académique.

On a pu voir dans ce qui précède, et que l'Académie a entendu, que les injections iodées sont applicables à toutes les formes de l'hydrocèle, de kystes séreux de l'économie, aux hydarthroses et même aux hydropisies de certaines cavités splanchniques. Comparées aux injections avec le vin chaud, les injections iodées ont pour avantage, ai-je dit, de guérir aussi bien et aussi vite, de causer moins de souffrance, d'exiger moins de soins, d'être d'un emploi plus facile, de faire naître une inflammation moins vive, d'exposer moins aux abcès, à la gangrène. Ces divers avantages, bien évidens pour moi depuis long-temps, n'ont en aucune façon été détruits par les adversaires des injections iodées et ressortent même comme faits acquis à la pratique de la discussion relatée plus haut. En sorte qu'il s'agit bien plus actuellement de s'en rendre compte, de les interpréter que d'en discuter la réalité.

§ 1. Efficacité.

1° L'efficacité des injections iodées, comparée à celle des injections vineuses, ne peut être examinée quant à présent qu'en regard de l'hydrocèle, attendu que l'expérience du vin chaud n'a point été faite ailleurs que dans le scrotum. Mais ici le fait n'est plus contestable. En faisant remarquer qu'on n'en avait pas donné la démonstration, quelques personnes ont oublié que les preuves invoquées par moi sont aussi précises que possible. Ainsi, quand je dis avoir pratiqué plus de *trois cents fois* l'opération de l'hydrocèle par l'injection iodée, que sur ces trois cents cas, je n'ai vu aucun accident, et que le mal n'a persisté, ne s'est reproduit que trois ou quatre fois, cela prouve nettement, il me semble, que, traitée de la sorte, l'hydrocèle guérit 98 ou 99 fois sur 100. Remarquez, en outre que cette masse de faits n'appartient point à des cas choisis, qu'elle comprend sans distinction, sans réserve aucune, la totalité des malades que j'ai opérés. Si, de son côté, M. Bérard n'a eu que deux au trois récidives sur deux cent cinquante opérations; si M. Jobert n'en a eu qu'une sur soixante-dix, s'il en a été de même de M. Pasquier aux Invalides, et de M. Chaumet, à Bordeaux; si M. Dujat et M. Benett-Pérault affirment de leur côté que sur plusieurs milliers d'opérations pratiquées aux Indes, il n'y a eu également qu'une récidive sur 100, je ne vois pas ce que l'on peut désirer de plus clair, qu'il y ait moyen de ne pas admettre que l'injection iodée, dans le traitement de l'hydrocèle, réussit au moins 49 fois sur 50.

Maintenant en est-il autrement avec le vin chaud! échoue-t-on moins d'une fois sur 100 par ce dernier genre d'injection? Evidemment non. Personne ne l'a soutenu, ne l'a laissé entendre. Tous les chirurgiens conviennent que le vin chaud ne réussit pas toujours; qu'après son emploi, les récidives ne sont pas très rares.. Plusieurs de ses partisans sont même allés jusqu'à convenir qu'il manque son effet 4 ou 5 fois sur 100. Que cela soit un peu moins ou un peu plus, peu importe au fond. Ce qu'il y a de certain, c'est que, sous ce point de vue, l'injection iodée vaut tout autant que l'injection vineuse, et je n'ai jamais dit autre chose.

Mais, a-t-on dit, par l'injection iodée, l'inflammation n'est pas assez vive pour amener l'oblitération de la tunique vaginale, et sans cette oblitération, la guérison de l'hydrocèle peut ne pas être définitive. *A priori*, cette objection ne manque pas d'une certaine valeur. Cependant, quand on remarque que, pour être adhésive, l'inflammation n'a pas besoin d'être intense, que dans les cavités séreuses, c'est plutôt la nature que l'intensité de la phlegmasie qui amène la soudure des surfaces, qu'une inflammation trop vive, loin de la favoriser nuit plutôt à cette soudure, on ne tarde pas à se rassurer. D'ailleurs, de telles raisons, bonnes au début de l'expérimentation, seraient complétement dépourvues de sens aujourd'hui, puisque l'expérience est venue les démentir par des milliers d'observations.

Quant à la nécessité des adhérences, je ne la nie ni ne la défends. C'est un fait encore à l'étude et qui ne s'applique pas plus à l'injection iodée qu'à l'injection vineuse. Pott avait déjà dit qu'après l'opération, l'hydrocèle peut guérir sans oblitération de la tunique vaginale; invoquant quelques faits nouveaux, M. Ward a soutenu depuis la même manière de voir. De mon côté, la pensée m'en est venue en 1831, à l'occasion d'un malade qui mourut d'apoplexie deux mois après avoir été opéré de l'hydrocèle par l'injection vineuse, et chez lequel les surfaces de la tunique vaginale n'avaient contracté aucune adhérence, quoique la tumeur eût disparu. Toutefois, et bien que certains autres faits soient venus corroborer celui-là depuis, je n'en ai pas moins continué de croire que presque toujours, si ce n'est toujours, les cavités séreuses traitées par l'injection irritante disparaissent par la confusion de leurs parois, et cela tout aussi bien après l'injection iodée qu'après l'injection vineuse.

Une première fois, j'ai eu l'occasion de disséquer sur le cadavre les organes quelques mois après l'opération. C'était chez un homme qui succomba aux suites d'une amputation de jambe pratiquée après la guérison de son hydrocèle. La confusion des tissus était telle dans le scrotum, chez lui, que la dissection la plus attentive ne nous permit pas de reconnaître la moindre différence entre la tunique albuginée et les autres tissus qui enveloppent naturellement le testicule. Une observation pareille vient d'être communiquée par M. Gimelle. Mort un an après l'opération, le malade, qui était resté bien guéri, avait également les membranes du scrotum si bien confondues, qu'il n'a plus été possible de retrouver chez lui la tunique vaginale par la dissection. Aujourd'hui même (février 1846) j'ai pu disséquer les organes d'un nouveau malade opéré comme les deux précédens par l'injection iodée, et qui est mort de pneumonie un mois après l'opération. L'hydrocèle, qui au moment de la ponction, contenait 500 grammes de sérum et dont la résolution était si avancée que le scrotum différait à peine par son volume de l'état naturel, pouvait être considérée comme guérie. La tunique vaginale, contenant encore une demi-cuillerée de sérum jaune verdâtre, était partout tapissée et d'ailleurs en partie remplie d'une sorte de fausse membrane, de *magma spongieux* également coloré en jaune verdâtre, ayant enfin une teinte iodée très caractéristique ; rien de plus complet, de plus comparable à ce que fait naître l'inflammation adhésive des membranes séreuses, que ce qui existait dans le reste de l'ancien kyste. Ainsi donc, l'iode détermine comme le vin l'adhérence des cavités closes qui l'ont reçu en injection. Seulement il se pourrait qu'après l'injection iodée comme après l'injection vineuse, ces adhé-rences manquassent quelquefois, sans que pour cela l'hy-drocèle en fût moins bien guérie. M. Richet m'a fait voir en ville l'autopsie d'un malade qu'il avait opéré de l'hydrocèle par l'eau iodée deux ans auparavant, et qui était parfaitement guérie. La tunique vaginale n'existait plus, mais les tissus s'étaient tellement assouplis autour du testicule, qu'ils semblaient vouloir former là une sorte de tunique vaginale accidentelle.

§ 2. Douleur.

La douleur par l'injection iodée est incontestablement moindre que par l'injection vineuse. C'est là un fait hors de doute aujourd'hui et qui ne peut pas même être contesté, puisque, ainsi que je l'ai dit, ceux qui emploient l'injection vineuse tiennent à produire de vives douleurs et en font en quelque sorte la condition *sine quâ non* du succès de leur opération. Cinquante fois peut-être j'ai recueilli à ce sujet le témoignage de malades ayant subi l'opération par l'injection vineuse et par l'injection iodée, successivement. Depuis notre discussion j'en ai même eu de nouvelles preu-ves assez piquantes. Ainsi le jour où les conclusions de mon rapport étaient remises en question à l'Académie, il entrait dans mon service à la Charité un homme opéré deux ans au-paravant à l'hôpital Necker, par M. Lenoir, et au mois de décembre dernier à l'Hôtel-Dieu, par M. Roux. On sait que M. Lenoir préfère l'injection iodée et que M. Roux n'em-ploie que le vin chaud. Eh bien! cet homme, questionné de toutes les façons, tourné, retourné cent fois, pour voir s'il était sûr de son fait, a constamment dit qu'à Necker il avait à peine souffert et qu'à l'Hôtel-Dieu ses douleurs avaient été on ne peut plus violentes. Il ne parlait en réalité de ces dernières qu'avec une sorte de terreur, outre qu'au bout de trois mois il lui restait encore, comme suite de son opération, trois ulcères fistuleux dans le scrotum.

Il m'est venu ces jours derniers (mars) un homme du monde, opéré une première fois au moyen du vin chaud par M. Willaume, à Metz ; une seconde fois par M. Dieulafoy, au moyen de l'eau iodée, à Toulouse, et qui tient exactement le même langage que le précédent. Enfin un homme actuellement à la Charité, opéré sans avoir été guéri, d'un côté, par le vin chaud, et de l'autre, avec succès, par l'eau iodée, trouve comme les deux autres qu'aucune comparaison ne peut être établie entre la vivacité des douleurs de l'une et de l'autre opération. « Depuis 1838 je ne traite plus les hydrocèles que par l'eau iodée, m'écrit M. Chaumet. M. Boucher, opéré le même jour, avec le vin d'un côté, avec l'iode de l'autre côté, souffrit plus fort et plus long-temps du côté du vin que du côté de l'iode ; je n'ai jamais eu d'accident ni de récidive, et la moyenne de la durée de la guérison a été de douze à quinze jours » (10 avril 1846).

A présent en serait-il de même si on se servait de l'eau iodée à une haute température et en quantité suffisante pour distendre la tunique vaginale, si on employait l'iode absolument de la même manière que le vin ? — Je l'ignore, ou plutôt je suis porté à croire que non. Deux injections iodées, très chaudes, à quelques minutes d'intervalle, avec distension du kyste, causeraient peut-être autant de souffrances que le vin. D'un autre côté, il resterait à savoir si le vin, employé froid, en petite quantité, abandonné dans la tunique vaginale, produirait d'aussi bons résultats que par la méthode généralement suivie. Je n'oserais pas affirmer que non, n'ayant point fait moi-même l'expérience. Mais Sabatier, mais Boyer, mais presque tous les chirurgiens n'ont insisté sur le besoin d'une forte température, d'un certain degré de distension de la tunique, d'une double injection, du séjour pendant quelques minutes du vin chaud dans l'hydrocèle, que par suite d'observations qui leur avaient montré l'utilité de semblables précautions. Sous ce point de vue, la question pourrait donc être remise en expérimentation. Mais à quoi bon, puisque pour l'injection iodée elle paraît définitivement jugée, puisque avec l'eau iodée, à la température de l'air ambiant, en petite quantité, une seule injection passagère donne des résultats aussi complets que le vin chaud avec toutes les recommandations sus-indiquées.

§ 3. Lenteur de la résolution.

Après l'injection iodée, la réaction est assez légère, chez quelques malades, et la reproduction de l'épanchement assez semblable à la collection primitive pour que je me sois plusieurs fois senti moi-même saisi de quelque crainte à ce sujet. Point de douleur, point de signes d'inflammation, maintien de la mollesse, de la flaccidité des tissus et reproduction dans le kyste d'une certaine quantité de liquide qui restait transparent au bout de six à huit jours, avec prolongation du même état pendant deux ou trois semaines; voilà ce que j'ai souvent observé. Eh bien! cette marche qui m'a inquiété dans les premiers temps n'empêche en aucune façon la guérison de survenir. Seulement alors la résolution, l'amoindrissement de la tumeur ne sont pas toujours aussi prompts que chez les personnes qui éprouvent une véritable réaction inflammatoire. Je ne doute pas, au surplus, que les insuccès, les récidives qui m'ont été opposées ne soient dues,

pour la plupart au moins, à cette circonstance. Moins éprouvés que moi par l'expérience dans cette matière, moins confians
dans l'efficacité du remède, l'esprit nourri de quelque prévention contre ce genre d'injection, quelques chirurgiens ont donc
up croire de bonne foi à la réapparition du mal, à l'impuissance
du moyen, et s'empresser d'agir de nouveau, quand il leur
eût suffi de s'en remettre au temps et de rester tranquilles.

-Si, quand la cure se prolonge de la sorte, l'opéré deait être astreint à quelque médication, à quelques précautions, si une ponction par la lancette que j'ai quelquefois employée alors pour vider le kyste était de rigueur,
ce serait un inconvénient peut-être, mais aucun soin n'est
indispensable, aucune douleur ne persiste; que le malade
et le chirurgien oublient l'hydrocèle, qu'ils fassent l'un et
l'autre comme si tout était fini, et qu'ils n'y regardent qu'un
mois plus tard, alors ils verront que leur terreur était vaine,
que la guérison n'en a pas moins bien marché. C'est ainsi,
du moins, que se sont constamment passées les choses sous
mes yeux, jusqu'à présent, dans les cas d'hydrocèle simple.

En 1838, un malade de M. Moulin, opéré d'un hydrocèle
qui contenait un litre de sérum, resta ainsi près de deux
mois sans souffrir et avant de guérir. Cette année même, j'ai
vu la même chose chez un malade de M. Moussel. La tumeur
contenait un litre et demi de liquide séro-sanguin; point de
douleur ni de réaction après l'opération. Au bout d'un mois,
e malade et le médecin demandent qu'on réopère. Je conseille d'attendre. La guérison est complète aujourd'hui.

§ 4. Infiltration.

Le fait le plus étrange, et sans contredit le plus inattendu
dans l'histoire des injections iodées, est relatif au peu d'ac-

cidens qui succèdent à leur infiltration dans le tissu cellulaire. Là-dessus on me fera bien la grâce de croire, j'imagine, que je n'ai jamais prétendu pouvoir injecter de l'eau
iodée dans le tissu cellulaire, impunément, dans tous les
cas. Aucun liquide, quelque inoffensif qu'on le suppose,
poussé violemment entre les lames organiques, au-delà
d'une certaine quantité, ne peut jouir à ce sujet d'une immu-
nité absolue. J'ai simplement dit, et cela d'après des expériences dont le résultat ne m'a pas moins surpris que mes
adversaires, que sous ce rapport il y avait moins d'accidens
(par fois même absence complète d'accidens) avec l'eau
iodée qu'avec le vin chaud. Voyez, par les observations
contraires qu'on a invoquées, si ce que j'avance ici n'est
pas de toute évidence. Le malade de M. Jobert, qui avait
reçu une assez grande quantité de teinture d'iode pure dans
l'épaisseur des bourses, qu'a-t-il éprouvé? une inflammation
modérée, une suppuration qui ne s'est étendue qu'à une petite
plaque du *scrotum* et qui ne s'est jamais compliquée de phénomènes véritablement gangréneux. L'opéré de M. Lallemand,
à Montpellier, qui reçut également une partie de l'injection
dans le tissu cellulaire, n'en fut-il pas également quitte pour
une inflammation circonscrite, pour un simple abcès qui
n'entraîna aucune suite sérieuse? Chez un malade opéré en
ville par un médecin de Paris qui injecta de même le liquide
iodé dans le tissu cellulaire des bourses, l'inflammation suivit
la même marche; un simple abcès survint, ne s'ouvrit qu'au
bout de vingt jours et entraîna d'ailleurs si peu d'accidens
que l'opéré cessa de garder la chambre douze jours après
l'injection. Ce sont pourtant là les faits les plus graves qu'on
ait pu recueillir jusqu'ici, relativement à cette question. Il
faut y joindre actuellement un cas de gangrène très étendue

arrivée depuis dans un hôpital, mais aussi, ce n'est pas moi qui ai conseillé de planter un trois-quarts au milieu d'un testicule dépourvu de toute collection, simplement tuberculeux, et d'y pousser une injection de teinture d'iode pure, ou un liquide quelconque! Si j'ajoute que dans une infinité d'autres cas où une partie plus ou moins considérable du liquide iodé s'est infiltré dans le tissu cellulaire, il n'est survenu ni inflammation, ni abcès, ni gangrène, dira-t-on que j'exagère en avançant que les injections iodées *exposent moins* que le vin, quand elles s'infiltrent dans les tissus des bourses, aux abcès et à la gangrène?

§ 5. Alcool.

Un dernier point exige aussi quelques explications. On s'est demandé à l'Académie et ailleurs si dans les injections iodées comme dans les injections vineuses, les bons effets de l'opération ne devaient pas être attribués à l'alcool plutôt qu'aux autres élémens du liquide. Sans le nier absolument, je crois pourtant devoir faire remarquer que, *à priori*, cela n'est guère admissible. D'une part, on ne peut pas contester que l'iode soit un médicament actif, puissant. Dès-lors comment supposer qu'il ne joue aucun rôle dans un liquide où il reste d'ailleurs, quoi qu'on en ait dit, en assez forte proportion. S'il est vrai que la teinture employée dépose une bonne partie de l'iode dont elle est chargée par son mélange avec l'eau, il est très certain aussi qu'elle en conserve encore une forte quantité, soit en dissolution, soit en suspension au moment même de l'injection. D'un autre côté, les honorables confrères qui ont soulevé cette question ignorent sans doute qu'elle a déjà été décidée par l'observation à différentes reprises. Ainsi, le premier, Monro qui ait expérimenté les injections irritantes, après Lambert, se servait d'alcool affaibli, et c'est parce que ce liquide ne parut pas remplir toutes les conditions d   rables que le célèbre Monro d'Edimbourg eut recours au vin chaud. Planque et Chastanet, dont on a raconté une observation, voulaient aussi que les injections d'eau-de-vie auxquelles Sabatier et après lui presque tous les chirurgiens français ont substitué les injections vineuses fussent préférables. Enfin, n'ai-je pas fait connaître il y a long-temps les expériences de M. J. Cloquet, qui faisait usage d'eau-de-vie camphrée en place de vin, et celles auxquelles je me suis livré moi-même, en employant de l'eau-de-vie pure. Ne résulte-t-il pas de tous ces faits, déjà sanctionnés par l'histoire, que les injections avec l'alcool affaibli ont moins d'efficacité que les injections avec le vin chaud, que les injections iodées, par conséquent, l'injection alcoolique, essayée aussi par Sharp et surtout par Majault, a d'ailleurs été expérimentée et soigneusement discutée, puis rejetée par Sabatier lui-même (*Mém. de l'Acac. roy. de chir.*, t. v, in-8°, édit. 1819, p. 476).

Ce ne serait donc à tout prendre qu'une question fort ancienne, à remettre en expérimentation, à reprendre en sous-œuvre. Je n'y vois du reste, quant à moi, que peu d'inconvéniens, si ce n'est le risque de perdre beaucoup de temps en tâtonnemens, en incertitudes dont le résultat final ne pourra jamais être d'une grande valeur. Avant qu'un même chirurgien ait recueilli, comme je l'ai fait jusqu'à présent, quatre ou cinq cents observations, il lui faudra certainement un grand nombre d'années; et quand on sait que de toute façon avec toute espèce de liquide, d'injection, on peut guérir l'hydrocèle, quelles conclusions pourra-t-on tirer sans une grande masse de faits relativement à l'efficacité comparative des deux moyens; puis, que peut-il en résulter de mieux, de plus innocent que ce que j'ai vu, ce que j'ai obtenu, ce que tant d'autres chirurgiens ont déjà obtenu avec l'eau iodée? qu'y-a-t-il, que peut-il y avoir, de plus inoffensif, de plus simple, de plus efficace, de plus résolutif, que le genre d'injection dont je viens de faire connaître sommairement les résultats. Les expériences comparatives auxquelles semblent vouloir se livrer, dans les hôpitaux, pour me donner tort, quelques-uns de nos confrères, auraient tout au plus l'avantage, de montrer que l'ancienne méthode des injections était vicieuse, car, pour éviter la douleur, le vin est injecté par eux moins chaud, en moins grande quantité, est laissé moins long-temps, dans la tunique vaginale que ne le voulait Boyer. Je ne puis m'empêcher de répéter en outre que de semblables expériences sont en réalité frappées d'avance d'une véritable nullité morale. De deux choses l'une, en effet, ces essais seront favorables à l'eau iodée, ou bien il lui seront contraires; dans le premier cas, peut-on espérer que des hommes qui se sont si violemment élevés contre la méthode viendront dire au public qu'ils s'étaient trompés, qu'elle est excellente, eux qui établissent une série d'expériences dans le but avoué de la trouver mauvaise? — Dans le second cas, ne sera-t-il pas toujours permis de supposer un peu de malveillance dans leur esprit, un grand désir de trouver en défaut un remède dont ils ont un si grand intérêt à nier l'efficacité? A qui la pensée viendrait-elle, par exemple, de faire décider en dernier ressort de la valeur des saignées coup sur coup dans le traitement des fièvres typhoïdes par M. Delaroque, ou bien des purgatifs répétés par M. Bouillaud?

§ 6. Conclusion.

En attendant j'ai pratiqué depuis la clôture de cette discussion l'injection iodée dans quatorze nouveaux cas d'hydrocèle avec la même constance de résultats heureux qu'auparavant. Je l'ai pratiquée de nouveau dans des kystes thyroïdiens avec la même innocuité, avec le même succès que dans les cas cités à l'Académie par M. A. Bérard et par moi. M. Pamard, chirurgien de l'hôpital d'Avignon et M. Bérard m'ont communiqué chacun un nouveau cas d'hydarthose du genou traitée avec succès par l'injection iodée, M. Pamard ajoutant que dans le traitement de l'hydrocèle il obtient des injections iodées les mêmes résultats que moi.

Au demeurant, quoi qu'on fasse et quoi qu'on dise, l'*injection iodée* restera comme une médication précieuse dans la pratique. Toute la méthode des injections va être ainsi remise en question. A Bordeaux, M. le docteur Chaumet ne se sert que de l'eau iodée et n'a jamais eu de récidives. M. Sedillot n'est pas moins heureux à Strasbourg. Je ne doute pas, pour mon compte, que de ce conflit général, il ne sorte enfin une thérapeutique plus hardie tout à la fois et plus simple, que celle qui était adoptée jusque-là. Peut-être me saura-t-on au moins quelque gré plus tard d'avoir ainsi ramené les esprits sur un sujet qu'on croyait épuisé quoiqu'il n'ait été réellement qu'effleuré par les travailleurs.

Que ce soit avec un liquide ou avec un autre, toujours est-il que la méthode des injections deviendra un bon moyen de guérir une infinité de collections séreuses, synoviales hématiques, d'hydropisies, contrairement à ce que l'on croyait avant moi, et que l'on devra les appliquer à une foule de régions d'où on les avait inconsidérément proscrites. J'ai guéri une infinité de kystes séreux ou sanguinolens avec les injections iodées, mais il se pourrait qu'on les guérît également avec une foule d'autres espèces d'injections. Les injections au vin chaud en avaient éloigné les praticiens; les injections avec l'eau iodée y ramènent nécessairement. Les injections vineuses avaient fait dire : « hors de l'hydrocèle les injections irritantes sont nuisibles ou dangereuses. » Les injections iodées me permettent d'affirmer que les injections irritantes conviennent à presque toutes les espèces de collections séreuses.